脳の老化を防ぐ

速音読ノート

東北大学加齢医学研究所 所長
川島隆太

大和書房

はじめに
速音読で、脳はつくり替えられる

新しいことをしたり覚えたりするのが苦手になってきた。

最近なんだかやる気が出ない、いろいろなことに腰が重くなった。

何に対しても興味が湧かない、ものごとに感動できなくなった。

身だしなみに関して「まあ、いいか」とどうでもよくなってきた。

「時の経つのが早いなあ」とよく嘆息交じりにつぶやく。

失敗すると、昔よりもうじうじと引きずる。うまく気分転換ができない。

カッとなって家族や部下をどなりつけてしまうことがある。

駅員やコンビニ店員の態度にイラッとくることが多くなった。

若いときは滅多なことで泣かなかったのに、めっきり涙もろくなった。

自分の考えと違う意見をなかなか受け入れられない。

……歳を重ねるごとに怒りっぽくなったり、無気力になったりといった傾向のある方は、要注意です。もしかしたら脳の老化で「感情が弱っている」のかもしれません。

多くの方は、ミドルエイジを迎えるころから、話の途中で物の名前が出てこなかったり、人や場所の固有名詞がぱっと出てこずに、「ほら、あれ、なんだっけ？」と話に詰まる「ど忘れ・もの忘れ」や、「数年前に比べると、すぐ集中力が切れる……」「同じ作業をしていると、頭が疲れやすい……」といったことが気になるようになります。

　こうした記憶力や集中力の低下は、脳の衰えで起きる現象ですが、実は、何かにチャレンジしようというポジティブな意欲が湧かなくなったり、自ら何かをしようという自発性がなくなる、根気がなくなる、何をするのも面倒くさい、柔軟性がなくなる、自分自身の行動や感情、高ぶったものをがまんする力がなくなる、といったことも脳の老化の兆しなのです。

　残念な事実ですが、脳のほぼすべての機能は、20代を過ぎたころから低下していきます。ちょうど、体が年々衰えるのと同じ状態です。なぜこんなことが起きてしまうのでしょうか？

　その理由は、多くの人が**負荷がかかる強度で脳を「使っていない」から**なのです。

　私たちは、筋肉に適度に負荷をかける運動を毎日行うことで体の健康を保ち、老化を防ぐことができます。反対に、まったく運動しないで過ごしていると身体機能はすぐに衰えてしまいます。

実は、脳もまったく同じなのです。意識して使わないと、どんどん萎《い》縮《しゅく》していき、様々な老化現象の引き金になります。しかし、毎日積極的に使えば使うほど、老化現象の大半を改善することができるのです。

「脳が衰える」とは、前頭前野の働きが衰えること

脳は大きくは、「大脳《だいのう》」「小脳《しょうのう》」「脳幹《のうかん》」の3つに分かれ、このうち脳全体の80％の重さを占めているのが大脳です。この大脳は、「前頭葉《ぜんとうよう》」「頭頂《とうちょう》葉《よう》」「側頭葉《そくとうよう》」「後頭葉《こうとうよう》」の4つの領域に分かれており、それぞれに、人間が人間らしく生きていくために必要な機能がたくさん備わっています。

なかでも、前頭葉の大部分を占める「前頭前野《ぜんとうぜんや》」と呼ばれる領域は、人間だけが特別に発達している部分で、次のような働きを担っています。

- **新しいことのインプットや、アウトプットを行う**
- **ものごとを論理的に考える**
- **いろいろなものを新たにつくりだす**

・**言葉を介したコミュニケーションを行う**
・**怒りや悲しみなどの感情をコントロールする**
・**やってはいけないことをしない。衝動的な行動を抑制する**
・**自分から進んで、何かをしようとする気持ちをつくりだす**
・**意思決定をする、一つのことに集中する**

前頭前野が、記憶や学習というものを支配するのは周知の事実ですが、私たちがモチベーションと言っているものも前頭前野の働きです。他者とのコミュニケーション力や自分自身ががまんする力、何かをしようという自発性も前頭前野が制御しています。**まさに「脳のなかの脳」と呼ばれるにふさわしい働きをする、もっとも大切な場所**といってもいいでしょう。

ですから、この前頭前野の機能が衰えると、健康な生活を維持するためにとくに大きな問題になるのです。

脳トレを続けると、脳はどう変わっていくの？

では、脳のトレーニングで、どのようなことが起こるのでしょうか。

前頭前野をたくさん働かせよう!

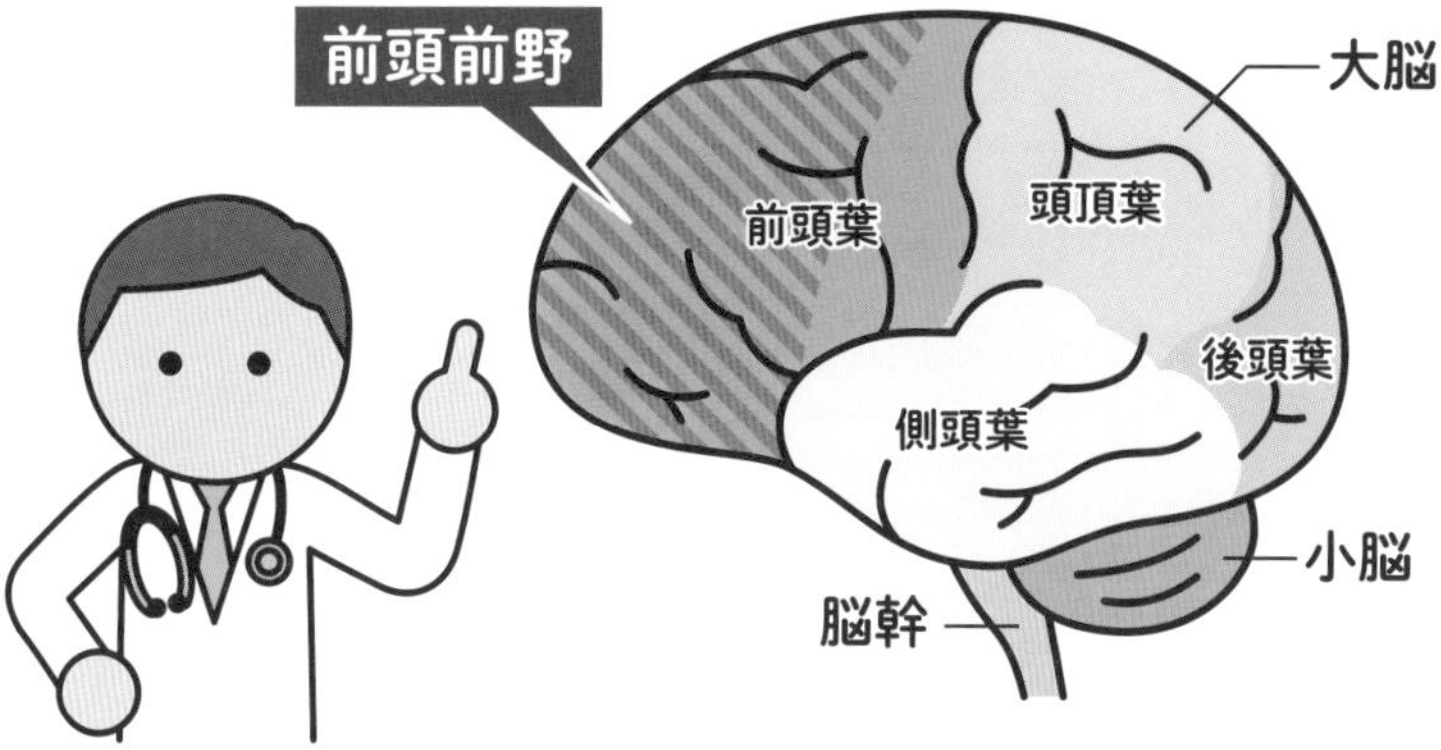

一言でいうと、**前頭前野の「脳の体積を増やしたり、いろいろな認知機能が向上する」**ことが証明されています。

ちょっとこまかい話になりますが、前頭前野は、神経細胞が集まるタンパク質の層「大脳《だいのう》皮質《ひしつ》」の一領域です。大脳皮質の厚みは、12歳がピークで、そこからはどんどん薄くなるものですが、大人でもトレーニングを続けることによって元に戻っていくんですね。

これは脳の可塑性《かそせい》といわれ、神経細胞から電気的情報を伝える電線の役割をしている神経線維の枝分かれが増えて、より複雑なネットワークになるわけです。それも、劇的によくなるんです。これが、脳の体積が増える、ということです。

トレーニングといっても、難しいことではありません。まず、数字や文字といった記号をできるだけ速く処理することで、前頭前野を活性化させます。

さまざまな運動の前にストレッチなど準備体操をすることで、目的の運動をより効果的に行うことができるように、**脳全体のウォーミングアップによって、その後に行う脳トレ効果が出やすくなります。**

脳科学の研究から、「かんたんな文章を声に出して読む音読」や「かんたんな計算」をできるだけ速く行うときに脳は活発に働いていることがわかりました。

難しいことをゆっくりしても脳はあまり働かない。あくまでも速さが重要なので、「かんたん」なほうがよいのです。

脳科学から導き出された「速音読」の効果

私はこれまで、脳機能イメージング研究を続けてきましたが、「音読」ほど、脳全体を活性化するものはありません。文字を見て、脳で情報処理をしておしまいの黙読と違い、音読は文字を見て、脳で情報処理を行い、音に変換して口から出し、自分の声が耳からインプットされます。

脳のなかの毛細血管を通る血液量の変化を知ることができる「機能性ＭＲＩ（ｆＭＲＩ）」という装置で測定してみると、音読しているときには、広範な脳の活性化が生じていることがわかります。

次の画像を見てください。上段は考えごとをしているときの脳、中段は黙読しているときの脳、下段は音読しているときの脳の働きを測定したものです。

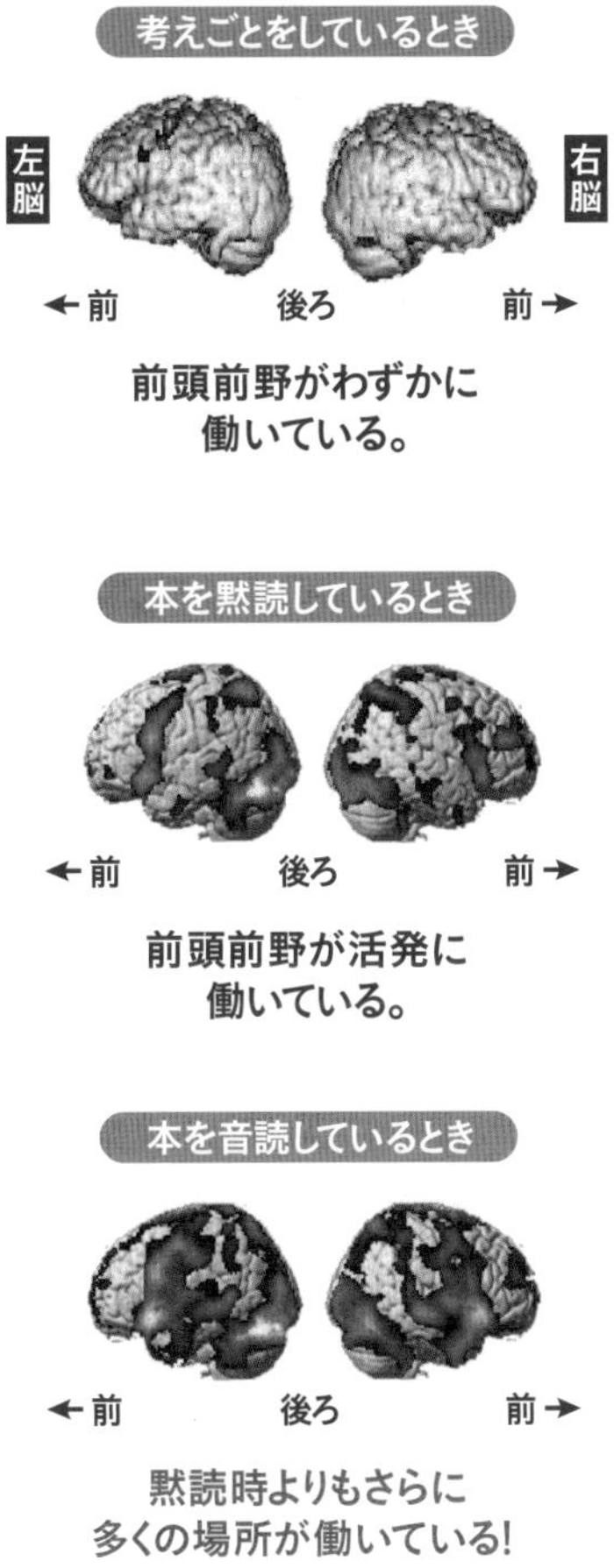

黄色やオレンジ色がついている部分が、活発に働いている場所になります。注目したいのは、音読中には前頭前野が左右の脳とも活性化していることです。

活性化とは、脳内で活発に働いている場所の血流が盛んになっている、ということです。この状態でトレーニングを行うと効果が出やすくなります。

実際、小学生に2分間音読をしてもらい、その後、記憶力を見るテストをすると、音読をしない場合に比べて記憶力が20〜30%よくなっていることがあります。

私はこれまで、音読が脳の機能を高める実証データをたくさん取ってきましたが、そこでわかったことは、できるだけ速く読む「速音読」の効果です。**速く読むことで頭の回転速度が上がります。**

音読のスピードは速ければ速いほど効果的です。まずは「できるだけ速く」という意識を持って、繰り返し取り組んでみてください。慣れてきたら、毎日少しずつスピードアップを目指していきましょう。

課題の難易度を上げるのではなく、昨日よりも0・5秒でもいいから速くできるように自分の脳に負荷をかけることが重要です。

声に出すことは記憶のトレーニングにもなります。文章を声に出して読むときは、一文字一文字を目で見て発声するのではなく、ある程度の分量を見ながらそれを記憶に留めて声に出したり、理解したりしますね。これをワーキングメモリー（作動記憶）と呼んでいますが、音読によってこの脳のシステムをフルに活用できるのです。

「速くやる」ほど効果は上がる!

● 速く読み上げる

● すばやく解く

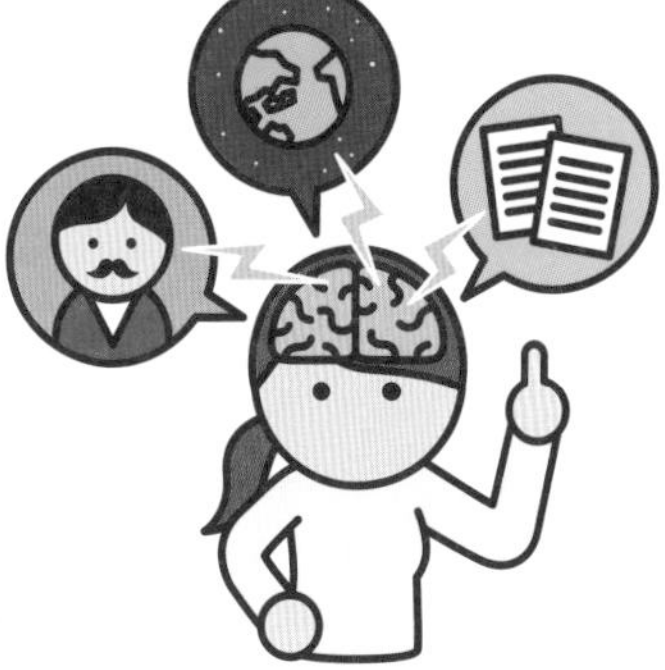

● たくさん覚える

1日10分、脳は何歳からでも鍛えられる!

脳の全身運動になる音読で脳全体のウォーミングアップをした後は、必ず「脳が鍛えられるように作られたトレーニング」に取り組んでください。

前頭前野を活性化させるだけでは、脳の機能は上がりません。**音読によって長い時間、ほとんど使われていなかった前頭前野を覚醒させた状態でトレーニングを行うほうが効果が出やすいということ**を、きちんと把握しておきましょう。

本書には、頭の回転を速め、記憶力がよくなるばかりでなく、突発的な感情を制御する機能を上げる問題が10種類以上あります。

繰り返しチャレンジすることで、見聞きした情報に適切に対処する能力が鍛えられるとともに、情報を一時的に保ちながら操作・利用するワーキングメモリーの容量を増やすことができます。**これらの効果を得るのに必要なトレーニング時間は、10分程度で十分です。**

認知症の高齢者の方々に行った「学習療法」（かんたんな計算や文字の暗唱・書き取り）でも、毎日10～15分程度のトレーニングを半年間続けることで、ＭＭＳＥ（認知機能を調べるテスト）の数値が維持されたり、ＦＡＢ（前頭葉機能を調べるテスト）では得点が5～10ポイント程度上がったりするなどの効果が確認されています。

本書は何度でも楽しく取り組めるように工夫していますが、毎日続けていると面倒に感じるようになったり、解答時間が短くならないといった「伸び悩み」の時期に入ることがあります。しかし、その後にまた、伸びる時期が必ずやってきます。**繰り返し行えば、必ずその分だけ効果があります。**あきらめずに続けることが肝心です。

さあ、脳に最適なトレーニングで「衰え知らずの脳」をつくっていきましょう！

目次

前頭葉チェック

01 カウンティングテスト

まずは現在の自分の脳の働き具合をチェックしておきましょう。トレーニングを始める前に1回、その後は、トレーニングを5回行うごとに行います。

カウンティングテストとは、**1から120までの数字を、「できるだけ速く」数える**テストです。このテストで、前頭前野の総合的な働きを見ることができます。

秒単位まで計ることができる時計やストップウォッチなどを用意しましょう。また、「できるだけ速く」といっても、数字の読み方を省略せずに、きちんと発音するようにしましょう。

このテストは数学の力とも関係していると考えられています。

たとえば、数え終わるまでに45秒かかった場合は中学生レベル、35秒かかった場合は高校生レベル、25秒以下であると理系の大学生レベルだと言われています。まずは一度、数え終わるのにかかる時間を計ってみて、目標タイムを決めるとよいでしょう。

自分の記録は、次のページの表に書き入れてみましょう。

繰り返しテストをするうちに、自分の努力が一目でわかるようになって、モチベーションの維持につながります。

さあ、本番です。120までの数を、なるべく速く数えましょう。

…118 119 120！

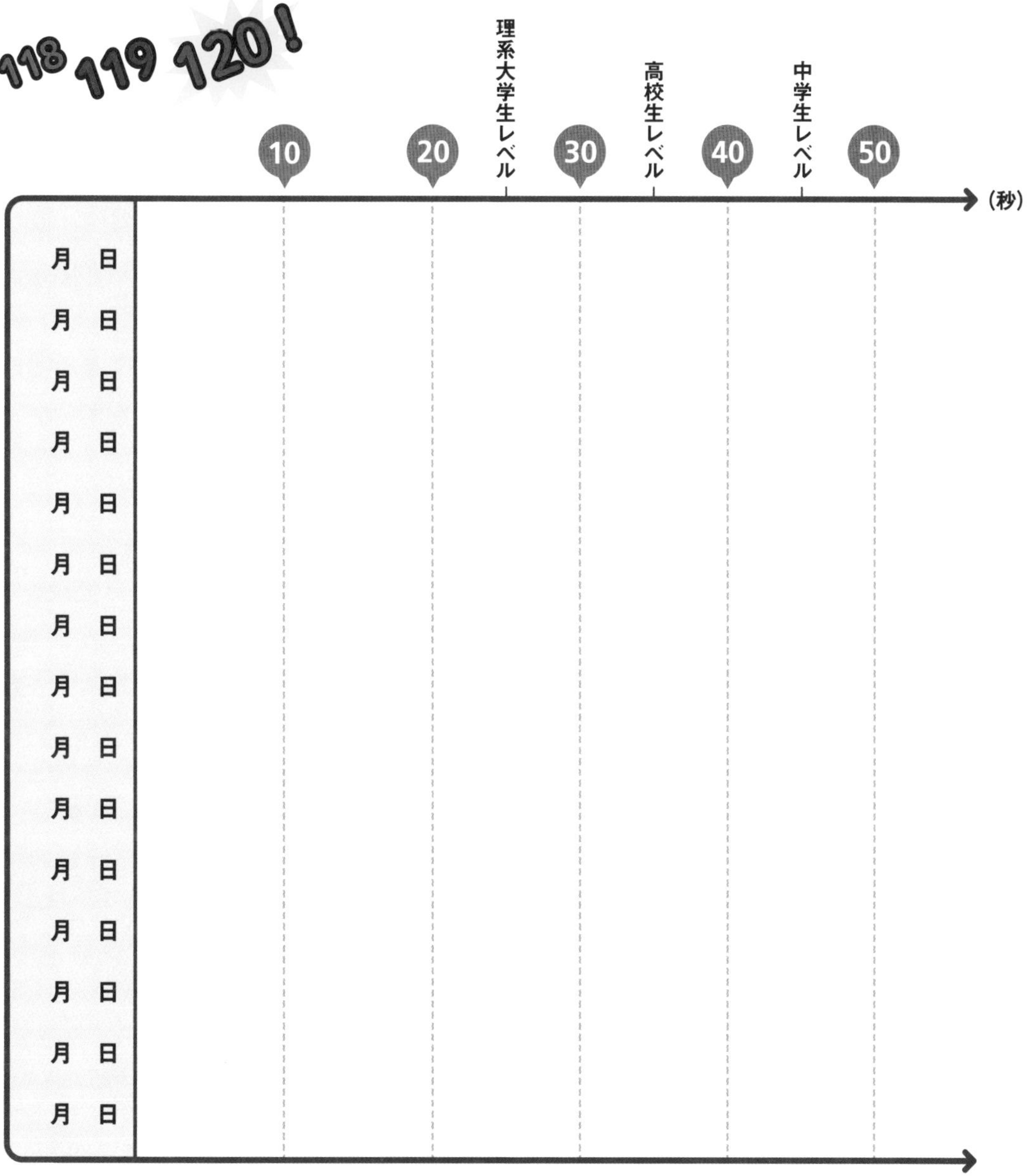

10
20
理系大学生レベル
30
高校生レベル
40
中学生レベル
50
（秒）
月 日
月 日
月 日
月 日
月 日
月 日
月 日
月 日
月 日
月 日
月 日
月 日
月 日
月 日
月 日

前頭葉チェック

02 ストループテスト

左のページを見てください。

色の名前が、赤、黄色、黒、青の４色で書かれています。

このテストでは、**色の名前ではなく、文字の色を順番に声に出して言っていきます。**


まずは、練習してみましょう。

次の文字の色を、左から順番に読んでください。

あお　あか　くろ　きいろ

いかがでしょうか。

正解は左から、「あか　きいろ　あお　くろ」です。この要領で、できるだけ速く文字の色を声に出して言っていきます。

さあ、本番です。かかった時間を計るために、時計やストップウォッチなどを用意しましょう。開始時刻と終了時刻を書き入れ、かかった時間を記録しましょう。

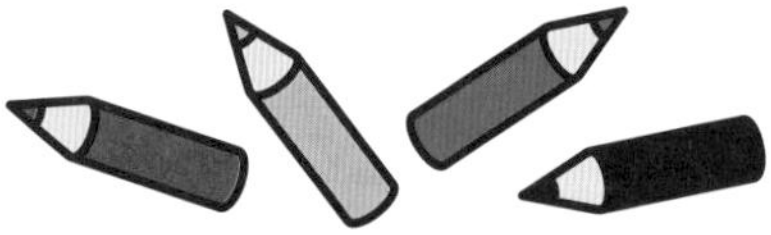

開始時刻　分　秒　終了時刻　分　秒

あか	あお	くろ	きいろ
くろ	きいろ	あか	あお
きいろ	あお	くろ	あか
あか	きいろ	くろ	あお
きいろ	あお	くろ	あか
あか	あお	きいろ	くろ
きいろ	くろ	あか	あお
くろ	あお	きいろ	あか
あか	くろ	あお	きいろ
あか	きいろ	あお	くろ

所要時間　分　秒

前頭葉チェック

03 音読暗唱テスト

左のページを見てください。
1 から 10 まで、生き物の名前が書かれています。
これを、**はじめに音読し、次に本を伏せて、暗唱します。**
1 の暗唱ができたら 2 を音読して暗唱する、というように、順番に行っていきましょう。
動物の名前は、順番通りに「音読 → 暗唱」しましょう。

次のような場合では、

いぬ　　さる →

いぬ → さる　という順番に「音読 → 暗唱」します。

このテストでは、前頭前野の短期記憶の機能を見ることができます。

また、10 まで「音読 → 暗唱」するのにかかった時間を計るために、秒単位まで計ることができる時計や、ストップウォッチなどを用意しましょう。

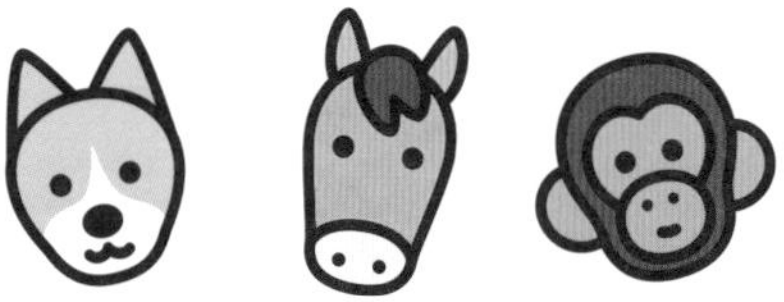

開始時刻　分　秒　終了時刻　分　秒

1	さる、うま、らいおん
2	くま、ぱんだ、いぬ、こあら
3	かば、たぬき、りす、もぐら、うし
4	わに、ろば、きりん、いるか、しか、ねこ
5	かえる、うま、ぶた、ぞう、やぎ、きつね、さい
6	うし、りす、ねずみ、ねこ、うさぎ、とり、いぬ、くま
7	とり、かめ、ぞう、さる、かば、かえる、しか、こあら、やぎ
8	ごりら、さい、きつね、ぱんだ、いぬ、いるか、りす、かめ、わに
9	ぶた、ねこ、たぬき、らいおん、もぐら、きりん、とり、かば、ごりら
10	いるか、ねずみ、くま、ろば、しか、うま、さる、ぞう、うさぎ、ぱんだ

所要時間　分　秒

本書の使い方

❶ 各問題には、解答欄が用意されています。直接、書き込んでもいいのですが、毎日繰り返して行うためには、解答用紙を別に用意するか、コピーするなどして使うことをおすすめします。

❷ 1日に2見開き（4ページ）ずつを行います。
はじめの見開きページでは、文章をできるだけ速く2回音読します。声は小さくてもかまいません。何分何秒で読めたかを記録します。

次の見開きページのドリルは、脳を鍛えるために「正解・不正解」より「速さ」を意識することが大切です。時間を計るので、必ず秒単位まで計ることができる時計やストップウォッチなどを手元において、始めましょう。

❸ 脳トレは、脳が最も活発に働く午前中に行うのが理想的です。また、日々のトレーニングによる向上を体感するためには、できるだけ同じ時間に行うことをおすすめします。

❹ 問題を最後まで終えた後も、最初から繰り返し行うことが大切です。

1章 たくさん覚える

音読のスピードは速ければ速いほど効果的です。はじめはゆっくりとしか読めなくても、続けていけば、すらすら読めるようになります。

トレーニングによる能力の向上を体感するためには、できるだけ同じ時間帯に行うことをおすすめします。

次の文章を声に出して、できるだけ速く2回読みましょう。

坊《ぼ》っちゃん

夏目漱石《なつめそうせき》

親譲《おやゆず》りの無鉄砲《むてっぽう》で小供《こども》の時《とき》から損《そん》ばかりしている。小学校《しょうがっこう》にいる時分学校《じぶんがっこう》の二階《にかい》から飛《と》び降《お》りて一週間《いっしゅうかん》ほど腰《こし》を抜《ぬ》かした事《こと》がある。なぜそんな無闇《むやみ》をしたと聞《き》く人《ひと》があるかも知《し》れぬ。別段深《べつだんふか》い理由《りゆう》でもない。新《しん》築《ちく》の二階《にかい》から首《くび》を出《だ》していたら、同級生《どうきゅうせい》の一人《ひとり》が冗《じょう》談《だん》に、いくら威張《いば》っても、そこから飛《と》び降《お》りる事《こと》は出《で》来《き》まい。弱虫《よわむし》やーい。と囃《はや》したからである。小使《こづかい》に負《お》ぶさって帰《かえ》って来《き》た時《とき》、おやじが大《おお》きな眼《め》をして二階《にかい》位《ぐらい》から飛《と》び降《お》りて腰《こし》を抜《ぬ》かす奴《やつ》があるかといったから、この次《つぎ》は抜《ぬ》かさずに飛《と》んで見《み》せますと答《こた》えた。

親類《しんるい》のものから西洋製《せいようせい》のナイフを貰《もら》って奇麗《きれい》な刃《は》を日《ひ》に翳《かざ》して、友達《ともだち》に見《み》せていたら、一人《ひとり》が光《ひか》る事《こと》は光《ひか》るが切《き》れそうもないといった。切《き》れぬ事《こと》があるか、何《なん》でも切《き》って見《み》せると受《う》け合《あ》った。そんなら君《きみ》の指《ゆび》を切《き》って見《み》ろと注文《ちゅうもん》したから、何《なん》だ指位《ゆびぐらい》この通《とお》りだと右《みぎ》の手《て》の親指《おやゆび》の甲《こう》をはすに切《き》り込《こ》んだ。幸《さいわい》ナイフが小《ちい》さいのと、親指《おやゆび》の骨《ほね》が堅《かた》かったので、今《いま》だに親指《おやゆび》は手《て》に付《つ》いている。しかし創痕《きずあと》は死《し》ぬまで消《き》えぬ。

問 利き手ではないほうの手をゆっくり「グー・チョキ・パー」と連動して動かしながら、―― **線部のカタカナを漢字**に直しましょう。

① 議《ぎ》会《かい》主《しゅ》義《ぎ》の**テッ**則《そく》。

② **ガッ**期《き》末《まつ》のテスト。

③ **コシ**のあるうどん。

④ あの人《ひと》は**ベッ**格《かく》だ。

⑤ 彼女《かのじょ》に**クビ**ったけだ。

⑥ 一寸《いっすん》先《さき》は**ヤミ**。

⑦ 集《あつ》まって**ダン**合《ごう》する。

⑧ **ト**ぶ鳥《とり》を落《お》とす勢《いきお》い。

⑨ その方面《ほうめん》のことには**ヨワ**い。

⑩ 心《こころ》に痛手《いたで》を**オ**う。

⑪ 次《つぎ》の設問《せつもん》に**コタ**えなさい。

⑫ 遠《とお》くの**シン**類《るい》より近《ちか》くの他人《たにん》。

⑬ **ヨウ**の東西《とうざい》を問《と》わず。

⑭ 官憲《かんけん》の目《め》が**ヒカ**る。

⑮ 彼《かれ》は頭《あたま》の**キ**れがいい。

⑯ **キ**抜《ばつ》なアイディア。

⑰ **チュウ**意《い》書《が》きをよく読《よ》むこと。

⑱ **コウ**乙《おつ》付《つ》け難《がた》い。

⑲ **ホネ**惜《お》しみせずに働《はたら》く。

⑳ 日本《にほん》でも**ユビ**折《お》りの作家《さっか》。

解答は64ページ

所要時間　分　秒

次の文章を声に出して、できるだけ速く2回読みましょう。

トロッコ

芥川《あくたがわ》龍《りゅう》之介《のすけ》

小田原《おだわら》熱海《あたみ》間《かん》に、軽便鉄道《けいべんてつどう》敷設《ふせつ》の工事《こうじ》が始《はじ》まったのは、良平《りょうへい》の八《やっ》つの年《とし》だった。良平《りょうへい》は毎日《まいにち》村外《むらはず》れへ、その工事《こうじ》を見物《けんぶつ》に行《い》った。工事《こうじ》を——といったところが、唯《ただ》トロッコで土《つち》を運搬《うんぱん》する——それが面白《おもしろ》さに見《み》に行《い》ったのである。

トロッコの上《うえ》には土工《どこう》が二人《ふたり》、土《つち》を積《つ》んだ後《うしろ》に佇《たたず》んでいる。トロッコは山《やま》を下《くだ》るのだから、人手《ひとで》を借《か》りずに走《はし》って来《く》る。煽《あお》るように車台《しゃだい》が動《うご》いたり、土工《どこう》の袢《はん》天《てん》の裾《すそ》がひらついたり、細《ほそ》い線路《せんろ》がしなったり——良《りょう》平《へい》はそんなけしきを眺《なが》めながら、土工《どこう》になりたいと思《おも》う事《こと》がある。せめては一度《いちど》でも土工《どこう》と一《いっ》しょに、トロッコへ乗《の》りたいと思《おも》う事《こと》もある。トロッコは村外《むらはず》れの平地《へいち》へ来《く》ると、自然《しぜん》と其処《そこ》に止《と》まってしまう。と同時《どうじ》に土工《どこう》たちは、身軽《みがる》にトロッコを飛《と》び降《お》りるが早《はや》いか、その線路《せんろ》の終点《しゅうてん》へ車《くるま》の土《つち》をぶちまける。それから今度《こんど》はトロッコを押《お》し押《お》し、もと来《き》た山《やま》の方《ほう》へ登《のぼ》り始《はじ》める。良平《りょうへい》はその時《とき》乗《の》れないまでも、押《お》す事《こと》さえ出来《でき》たらと思《おも》うのである。

問 漢字のパーツを組み合わせて、前のページの文学作品に含まれる**漢字1字**を作りましょう。

（例）

亼
↓
車 → 輪 ← 冊

①

小
↓
白 → □ ← 厂

②

毋
↓
𠂉 → □ ← 氵

③

又
↓
土 → □ ← 車

④

言
↓
又 → □ ← 几

⑤

口
↓
女 → □ ← 厶

⑥

辶
↓
冖 → □ ← 車

⑦

禾
↓
貝 → □ ← 圭

⑧

夂
↓
彳 → □ ← 幺

⑨

丁

↓

宀 → □ ← 亻

⑩

衤

↓

古 → □ ← 尸

⑪

十

↓

糸 → □ ← 口

⑫

白

↓

水 → □ ← 糸

⑬

口

↓

十 → □ ← 心

⑭

口

↓

冂 → □ ← 一

⑮

灬

↓

夕 → □ ← 犬

⑯

日

↓

寸 → □ ← 土

解答は64ページ

次の文章を声に出して、できるだけ速く2回読みましょう。

のんきな患者《かんじゃ》

梶井基次郎《かじいもとじろう》

　猫《ねこ》は吉田《よしだ》の枕《まくら》のところへやって来《く》るといつものように夜着《よぎ》の襟元《えりもと》から寝床《ねどこ》のなかへもぐり込《こ》もうとした。吉田《よしだ》は猫《ねこ》の鼻《はな》が冷《つめ》たくてその毛皮《けがわ》が戸外《こがい》の霜《しも》で濡《ぬ》れているのをその頬《ほお》で感《かん》じた。すなわち吉田《よしだ》は首《くび》を動《うご》かしてその夜着《よぎ》の隙間《すきま》を塞《ふさ》いだ。すると猫《ねこ》は大胆《だいたん》にも枕《まくら》の上《うえ》へあがって来《き》てまた別《べつ》の隙間《すきま》へ遮二無二《しゃにむに》首《くび》を突込《つっこ》もうとした。吉田《よしだ》はそろそろあげて来《き》てあった片手《かたて》でその鼻先《はなさき》を押《お》しかえした。このようにして懲罰《ちょうばつ》ということ以外《いがい》に何《なに》もしらない動物《どうぶつ》を、極度《きょくど》に感情《かんじょう》を押《お》し殺《ころ》した僅《わず》かの身体《からだ》の運動《うんどう》で立《た》ち去《さ》らせるということは、訳《わけ》のわからないその相手《あいて》をほとんど懐疑《かいぎ》に陥《おとしい》れることによって諦《あきら》めさすというような切羽《せっぱ》つまった方法《ほうほう》を意味《いみ》していた。しかしそれがやっとのことで成功《せいこう》したと思《おも》うと、方向《ほうこう》を変《か》えた猫《ねこ》は今度《こんど》はのそのそと吉田《よしだ》の寝床《ねどこ》の上《うえ》へあがってそこで丸《まる》くなって毛《け》を舐《な》めはじめた。そこへ行《い》けばもう吉田《よしだ》にはどうすることも出来《でき》ない場《ば》所《しょ》である。薄氷《はくひょう》を踏《ふ》むような吉田《よしだ》の呼吸《こきゅう》が遽《にわ》かにずしりと重《おも》くなった。吉田《よしだ》はいよいよ母親《ははおや》を起《おこ》そうかどうしようかということで抑《おさ》えていた癇癪《かんしゃく》を昂《たか》ぶらせはじめた。

問1 次のカタカナの文章を、**漢字とひらがな**で書きましょう。

ヨシダハネコノハナガツメタクテソノケガワガコガイノシモデヌレテイルノヲソノホオデカンジタ。スナワチヨシダハクビヲウゴカシテソノヨギノスキマヲフサイダ。スルトネコハダイタンニモマクラノウエヘアガッテキテマタベツノスキマヘシャニムニクビヲツッコモウトシタ。ヨシダハソロソロアゲテキテアッタカタテデソノハナサキヲオシカエシタ。

問2 利き手ではないほうの手をゆっくり「グー・チョキ・パー」と連動して動かしながら、—— **線部のカタカナを漢字**に直しましょう。

① 異《い》**ジ**元《げん》の金融緩和《きんゆうかんわ》。 □

③ **キョク**限《げん》にまで迫《せま》る。 □

⑤ **ホウ**の下《もと》の平等《びょうどう》。 □

⑦ 港《みなと》が**ヒョウ**結《けつ》する。 □

⑨ **フ**んだり蹴《け》ったり。 □

② 外出禁止《がいしゅつきんし》の**バツ**を受《う》ける。 □

④ 十年前《じゅうねんまえ》とは**ワケ**が違《ちが》う。 □

⑥ 何事《なにごと》も**アキラ**めが肝心《かんじん》。 □

⑧ 社会的《しゃかいてき》なヒットと**コ**応《おう》する。 □

⑩ **オサ**え難《がた》い衝動《しょうどう》にかられる。 □

解答は64ページ

次の文章を声に出して、できるだけ速く2回読みましょう。

小僧《こぞう》の神様《かみさま》

志賀直哉《しがなおや》

仙吉《せんきち》は神田《かんだ》のある秤屋《はかりや》の店《みせ》に奉公《ほうこう》している。

それは秋《あき》らしい柔《やわ》らかな澄《す》んだ陽《ひ》ざしが、紺《こん》の大分《だいぶん》はげ落《お》ちた暖簾《のれん》の下《した》から静《しず》かに店先《みせさき》に差《さ》し込《こ》んでいる時《とき》だった。店《みせ》には一人《ひとり》の客《きゃく》もない。帳場格子《ちょうばごうし》の中《なか》に坐《すわ》って退屈《たいくつ》そうに巻《ま》き煙草《たばこ》をふかしていた番頭《ばんとう》が、火鉢《ひばち》の傍《そば》で新聞《しんぶん》を読《よ》んでいる若《わか》い番頭《ばんとう》にこんなふうに話《はな》しかけた。

「おい、幸《こう》さん。そろそろお前《まえ》の好《す》きな鮪《まぐろ》の脂身《あぶらみ》が食《た》べられる頃《ころ》だネ」

「ええ」

「今夜《こんや》あたりどうだね。お店《みせ》を仕舞《しま》ってから出《で》かけるかネ」

「結構《けっこう》ですな」

「外濠《そとぼり》に乗《の》って行《い》けば十五分《じゅうごふん》だ」

「そうです」

「あの家《うち》のを食《く》っちゃア、この辺《へん》のは食《く》えないからネ」

「全《まった》くですよ」


若《わか》い番頭《ばんとう》からは少《すこ》し退《さが》った然《しか》るべき位置《いち》に、前掛《まえか》けの下《した》に両手《りょうて》を入《い》れて、行儀《ぎょうぎ》よく坐《すわ》っていた小僧《こぞう》の仙吉《せんきち》は、「ああ鮨屋《すしや》の話《はなし》だな」と思《おも》って聴《き》いていた。京橋《きょうばし》にS《えす》という同《どう》業《ぎょう》の店《みせ》がある。その店《みせ》へ時々《ときどき》使《つか》いに遣《や》られるので、その鮨《すし》屋《や》の位置《いち》だけはよく知《し》っていた。仙吉《せんきち》は早《はや》く自分《じぶん》も番頭《ばんとう》になって、そんな通《つう》らしい口《くち》をききながら、勝手《かって》にそういう家《うち》の暖簾《のれん》をくぐる身分《みぶん》になりたいものだと思《おも》った。

問

漢字のパーツを組み合わせて、前のページの文学作品に含まれる**漢字1字**を作りましょう。

（例）

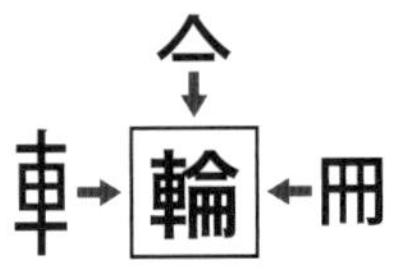

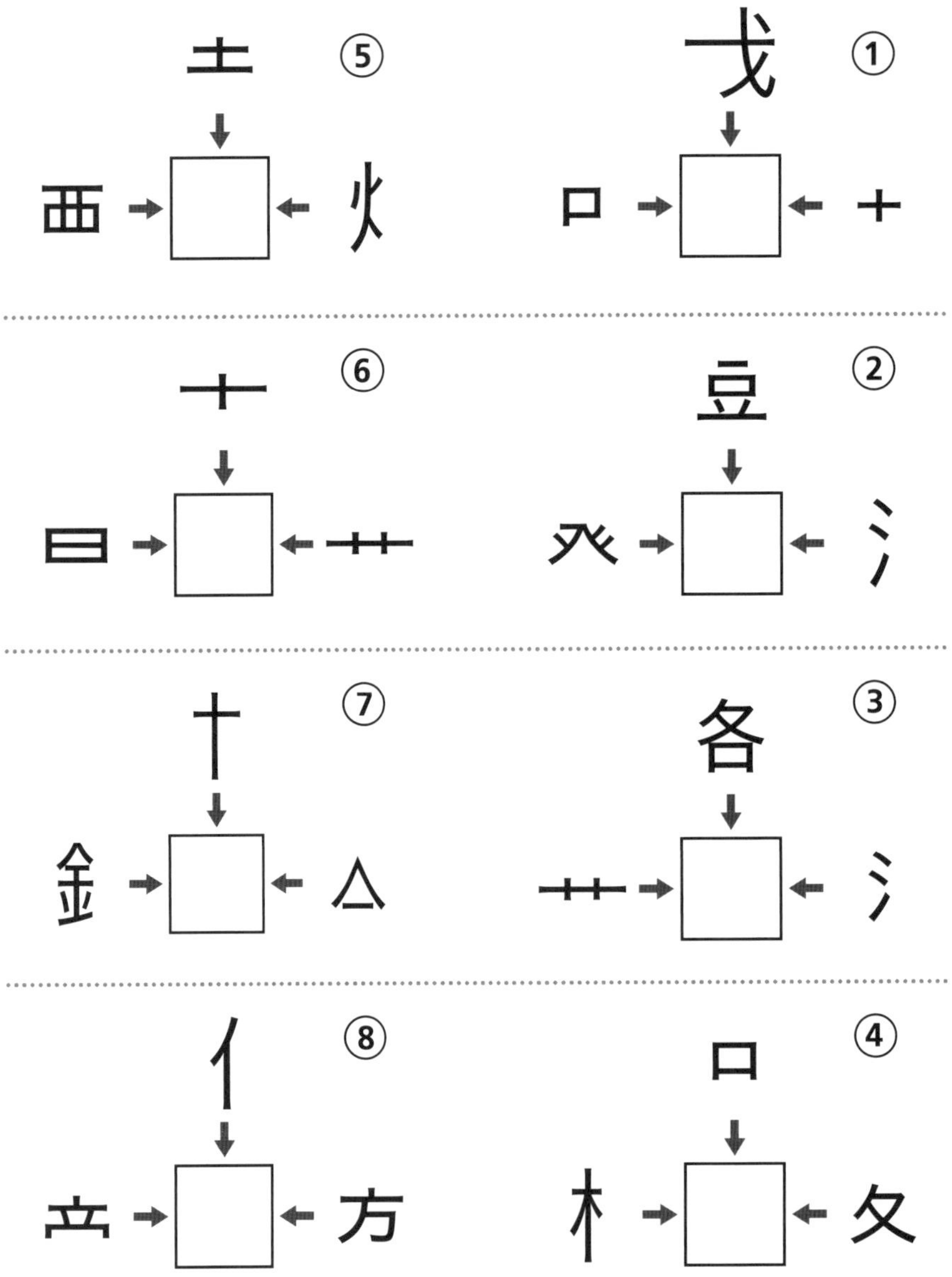

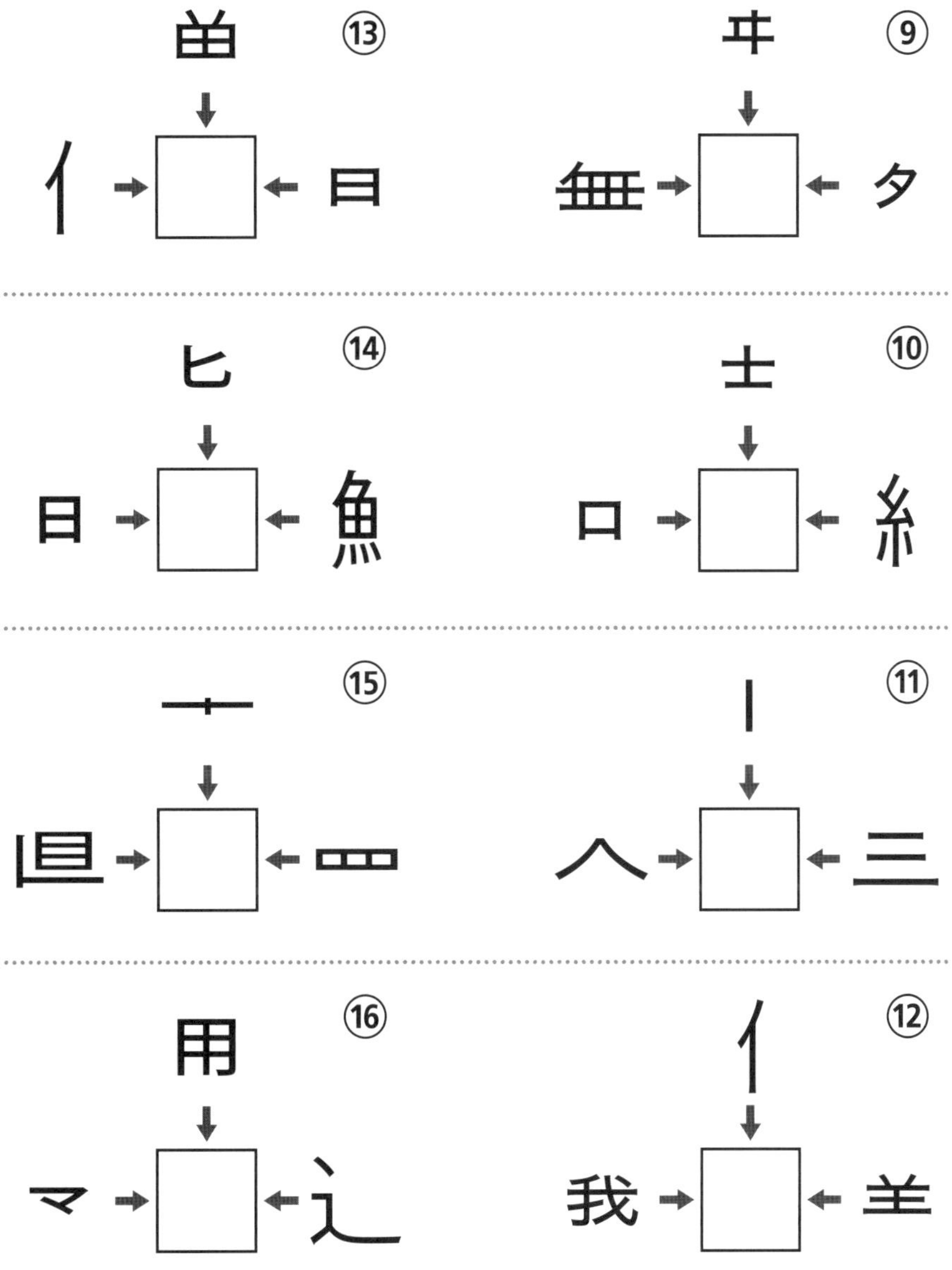

解答は64ページ

次の文章を声に出して、できるだけ速く2回読みましょう。

トカトントン

太宰《だざい》治《おさむ》

私《わたし》は局員《きょくいん》たちを相手《あいて》にキャッチボールをはじめました。へとへとになるまで続《つづ》けると、何《なに》か脱皮《だっぴ》に似《に》た爽《さわ》やかさが感《かん》ぜられ、これだと思《おも》ったとたんに、やはりあのトカトントンが聞《き》こえるのです。あのトカトントンの音《おと》は、虚無《ニヒル》の情熱《じょうねつ》をさえ打《う》ち倒《たお》します。もう、この頃《ごろ》では、あのトカトントンが、いよいよ頻繁《ひんぱん》に聞《きこ》え、新聞《しんぶん》をひろげて、新憲法《しんけんぽう》を一条一条《いちじょういちじょう》熟読《じゅくどく》しようとすると、トカトントン、局《きょく》の人事《じんじ》に就《つ》いて伯父《おじ》から相談《そうだん》を掛《か》けられ、名案《めいあん》がふっと胸《むね》に浮《う》かんでも、トカトントン、あなたの小説《しょうせつ》を読《よ》もうとしても、トカトントン、こないだこの部落《ぶらく》に火事《かじ》があって起《お》きて火事場《かじば》に駈《か》けつけようとして、トカトントン、伯父《おじ》のお相手《あいて》で、晩《ばん》ごはんの時《とき》お酒《さけ》を飲《の》んで、も少《すこ》し飲《の》んでみようかと思《おも》って、トカトントン、もう気《き》が狂《くる》ってしまっているのではなかろうかと思《おも》って、これもトカトントン、自殺《じさつ》を考《かんが》え、トカトントン。

「人生《じんせい》というのは、一口《ひとくち》に言《い》ったら、なんですか」

と私《わたし》は昨夜《ゆうべ》、伯父《おじ》の晩酌《ばんしゃく》の相手《あいて》をしながら、ふざけた口調《くちょう》で尋《たず》ねてみました。

「人生《じんせい》、それはわからん。しかし、世《よ》の中《なか》は、色《いろ》と欲《よく》さ」

案外《あんがい》の名答《めいとう》だと思《おも》いました。そうして、ふっと私《わたし》は、闇屋《やみや》になろうかしらと思《おも》いました。しかし、闇屋《やみや》になって一万円《いちまんえん》もうけた時《とき》のことを考《かんが》えたら、すぐトカトントンが聞《きこ》えて来《き》ました、教《おし》えて下《くだ》さい。この音《おと》は、なんでしょう。

問

利き手ではないほうの手をゆっくり「グー・チョキ・パー」と連動して動かしながら、── **線部のカタカナを漢字**に直しましょう。

① 郵《ゆう》便《びん》**キョク**に勤《つと》める。

② **ダツ**帽《ぼう》して礼《れい》をする。

③ **ジョウ**感《かん》込《こ》めて歌《うた》う。

④ 椅《い》子《す》に**タオ**れかかる。

⑤ 寡《か》**ブン**にして存《ぞん》じません。

⑥ 国《こく》連《れん》**ケン**章《しょう》に沿《そ》う。

⑦ **ジョウ**件《けん》を付《つ》ける。

⑧ 三《さん》と五《ご》を**カ**け合《あ》わす。

⑨ 果物《くだもの》が**ジュク**す。

⑩ **メイ**義《ぎ》を借《か》りる。

⑪ **ムネ**□三寸《さんずん》におさめる。

⑫ 審査《しんさ》に通《とお》らず**ラク**□胆《たん》する。

⑬ **カ**□気《き》にたじろぐ。

⑭ **バン**□節《せつ》を汚《けが》す。

⑮ **サケ**□癖《ぐせ》が悪《わる》い。

⑯ 荒《あ》れ**クル**□う海《うみ》。

⑰ 立派《りっぱ》な**ジン**□格《かく》の持《も》ち主《ぬし》。

⑱ 紹介《しょうかい》が**アイ**□前後《ぜんご》する。

⑲ **ヨク**□張《ば》って損《そん》をする。

⑳ **アン**□外《がい》うまくいく。

解答は64ページ

次の文章を声に出して、できるだけ速く2回読みましょう。

山椒大夫《さんしょうだゆう》

森鷗外《もりおうがい》

越後《えちご》の春日《かすが》を経《へ》て今津《いまづ》へ出《で》る道《みち》を、珍《めず》らしい旅人《たびびと》の一群《ひとむれ》が歩《ある》いている。母《はは》は三十歳《さんじっさい》を踰《こ》えたばかりの女《おんな》で、二人《ふたり》の子供《こども》を連《つ》れている。姉《あね》は十四《じゅうし》、弟《おとうと》は十二《じゅうに》である。それに四十位《しじゅうぐらい》の女中《じょちゅう》が一人《ひとり》附《つ》いて、草臥《くたび》れた同胞二人《はらからふたり》を、「もうじきにお宿《やど》にお著《つき》なさいます」と云《い》って励《はげ》まして歩《ある》かせようとする。二人《ふたり》の中《なか》で、姉《あね》娘《むすめ》は足《あし》を引《ひ》き摩《ず》るようにして歩《ある》いているが、それでも気《き》が勝《か》っていて、疲《つか》れたのを母《はは》や弟《おとうと》に知《し》らせまいとして、折々思《おりおりおも》い出《だ》したように弾力《だんりょく》のある歩附《あるきつき》をして見《み》せる。近《ちか》い道《みち》を物詣《ものまいり》にでも歩《ある》くのなら、ふさわしくも見《み》えそうな一群《ひとむれ》であるが、笠《かさ》やら杖《つえ》やら甲斐甲斐《かいがい》しい出《いで》立《たち》をしているのが、誰《たれ》の目《め》にも珍《めず》らしく、又気《またき》の毒《どく》に感《かん》ぜられるのである。

道《みち》は百姓家《ひゃくしょうや》の断《た》えたり続《つづ》いたりする間《あいだ》を通《とお》っている。砂《すな》や小石《こいし》は多《おお》いが、秋日和《あきびより》に好《よ》く乾《かわ》いて、しかも粘土《ねんど》が雑《まじ》っているために、好《よ》く固《かた》まっていて、海《うみ》の傍《そば》のように踝《くるぶし》を埋《うず》めて人《ひと》を悩《なや》ますことはない。

藁葺《わらぶき》の家《いえ》が何軒《なんげん》も立《た》ち並《なら》んだ一構《ひとかまえ》が柞《ははそ》の林《はやし》に囲《かこ》まれて、それに夕日《ゆうひ》がかっと差《さ》している処《ところ》に通《とお》り掛《か》かった。

問

漢字のパーツを組み合わせて、前のページの文学作品に含まれる**漢字1字**を作りましょう。

（例）

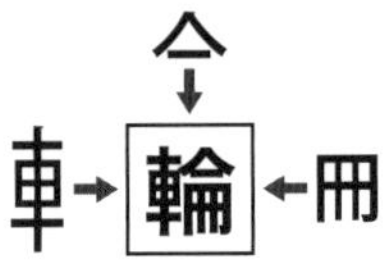

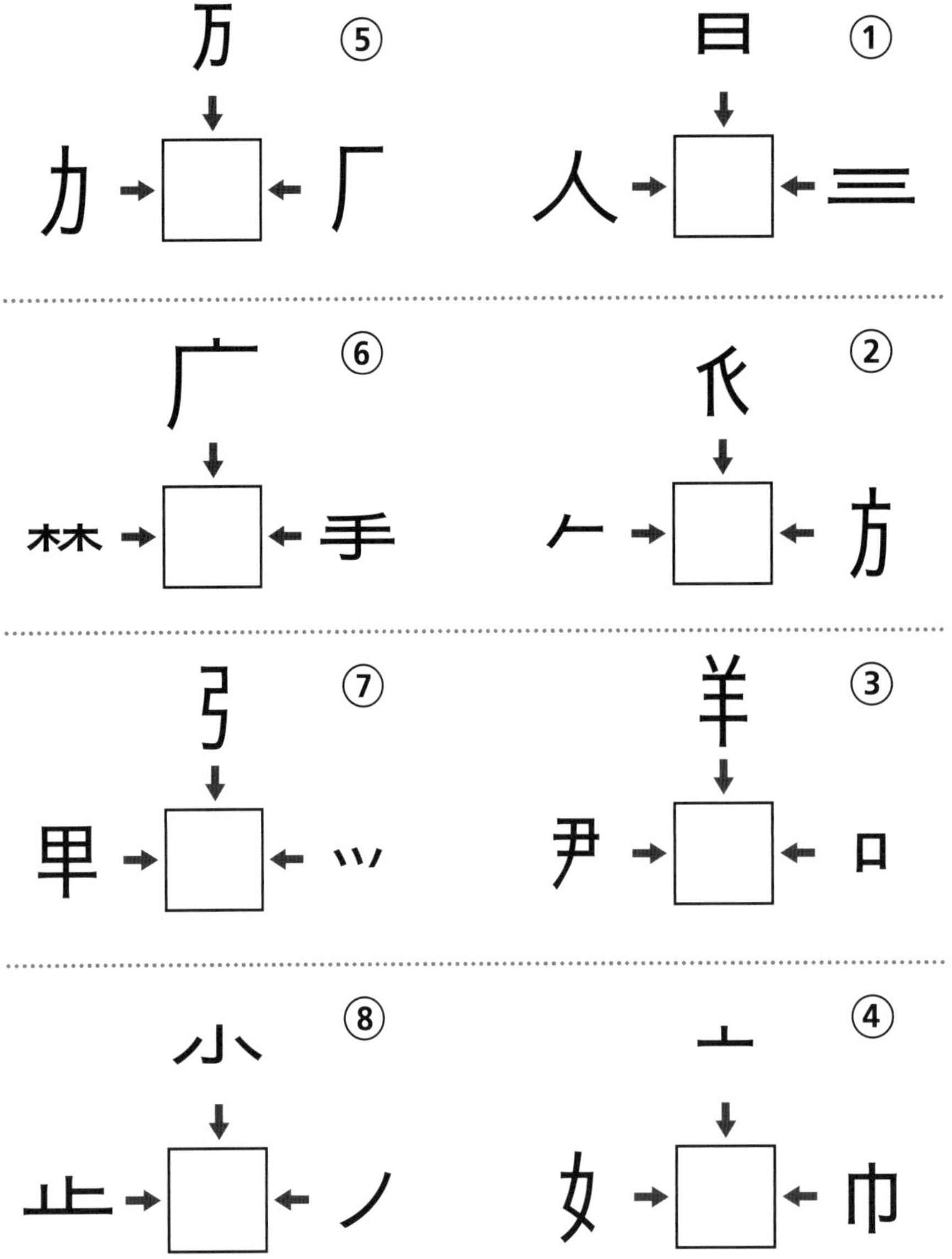

⑨
言
日　□　ヒ

⑩
丨
三　□　毋

⑪
口
ノ　□　一

⑫
土
日　□　土

⑬
小
ッ　□　凶

⑭
ノ
羊　□　工

⑮
ク
几　□　乚

⑯
扌
ト　□　圭

解答は64ページ

次の文章を声に出して、できるだけ速く2回読みましょう。

蒲団《ふとん》

田山花袋《たやまかたい》

小石川《こいしかわ》の切支丹坂《きりしたんざか》から極楽水《ごくらくすい》に出《で》る道《みち》のだらだら坂《ざか》を下《お》りようとして渠《かれ》は考《かんが》えた。「これで自分《じぶん》と彼女《かのじょ》との関係《かんけい》は一段落《いちだんらく》を告《つ》げた。三十六《さんじゅうろく》にもなって、子供《こども》も三人《さんにん》あって、あんなことを考《かんが》えたかと思《おも》うと、馬鹿《ばか》馬鹿《ばか》しくなる。けれど……けれど……本当《ほんとう》にこれが事《じ》実《じつ》だろうか。あれだけの愛情《あいじょう》を自身《じしん》に注《そそ》いだのは単《たん》に愛情《あいじょう》としてのみで、恋《こい》ではなかったろうか。」

数多《かずおお》い感情《かんじょう》ずくめの手紙《てがみ》——二人《ふたり》の関係《かんけい》はどうしても尋常《よのつね》ではなかった。妻《つま》があり、子《こ》があり、世間《せけん》があり、師弟《してい》の関係《かんけい》があればこそ敢《あえ》て烈《はげ》しい恋《こい》に落《お》ちなかったが、語《かた》り合《あ》う胸《むね》の轟《とどろき》、相見《あいみ》る眼《まなこ》の光《ひかり》、その底《そこ》には確《たし》かに凄《すさま》じい暴風《あらし》が潜《ひそ》んでいたのである。機会《きかい》に遭遇《でっくわ》しさえすれば、その底《そこ》の底《そこ》の暴風《あらし》は忽《たちま》ち勢《いきおい》を得《え》て、妻子《つまこ》も世間《せけん》も道徳《どうとく》も師弟《してい》の関係《かんけい》も一挙《いっきょ》にして破《やぶ》れてしまうであろうと思《おも》われた。少《すくな》くとも男《おとこ》はそう信《しん》じていた。それであるのに、二《に》、三日来《さんにちらい》のこの出来事《できごと》、これから考《かんが》えると、女《おんな》は確《たし》かにその感情《かんじょう》を偽《いつわ》り売《う》ったのだ。自分《じぶん》を欺《あざむ》いたのだと男《おとこ》は幾度《いくど》も思《おも》った。けれど文学者《ぶんがくしゃ》だけに、この男《おとこ》は自《みずか》ら自分《じぶん》の心理《しんり》を客観《きゃっかん》するだけの余裕《よゆう》を有《も》っていた。

問1 次のカタカナの文章を、**漢字とひらがな**で書きましょう。

ソレデアルノニ、ニ、サンニチライノコノデキゴトト、コレカラカンガエルト、オンナハタシカニソノカンジョウヲイツワリウッタノダ。ジブンヲアザムイタノダトオトコハイクドモオモッタ。ケレドブンガクシャダケニ、コノオトコハミズカラジブンノシンリヲキャッカンスルダケノヨユウヲモッテイタ。

問2 利き手ではないほうの手をゆっくり「グー・チョキ・パー」と連動して動かしながら、── **線部のカタカナを漢字**に直しましょう。

① **カ**鳥《ちょう》風《ふう》月《げつ》を友《とも》とする。

② **タン**念《ねん》な仕《し》事《ごと》ぶり。

③ 上《うえ》の**ダン**に進《すす》む。

④ 春《はる》を**ツ**げるウグイス。

⑤ 火《か》事《じ》場《ば》の**バ**鹿《か》力《ぢから》。

⑥ **アイ**嬌《きょう》を振《ふ》りまく。

⑦ 本《ほん》を**テ**荒《あら》に扱《あつか》う。

⑧ **トク**は孤《こ》ならず必《かなら》ず隣《となり》あり。

⑨ **キョ**手《しゅ》による採《さい》決《けつ》。

⑩ **ヤブ**れかぶれになる。

解答は65ページ

次の文章を声に出して、できるだけ速く2回読みましょう。

初恋《はつこい》

島崎藤村《しまざきとうそん》

まだあげ初《そ》めし前髪《まえがみ》の
林檎《りんご》のもとに見《み》えしとき
前《まえ》にさしたる花櫛《はなぐし》の
花《はな》ある君《きみ》と思《おも》ひ《い》けり

やさしく白《しろ》き手《て》をのべて
林檎《りんご》をわれにあたへ《え》しは
薄紅《うすくれない》の秋《あき》の実《み》に
人《ひと》こひ《い》初《そ》めしはじめなり

わがこゝ《こ》ろなきためいきの
その髪《かみ》の毛《け》にかゝ《か》るとき
たのしき恋《こい》の盃《さかずき》を
君《きみ》が情《なさけ》に酌《く》みしかな

林檎《りんご》畑《ばたけ》の樹《こ》の下《した》に
おのづ《ず》からなる細道《ほそみち》は
誰《た》が踏《ふ》みそめしかたみぞと
問《と》ひ《い》たまふ《う》こそこひ《い》しけれ

問 漢字のパーツを組み合わせて、前のページの文学作品に含まれる**漢字1字**を作りましょう。

（例）

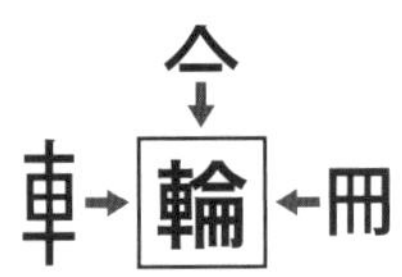

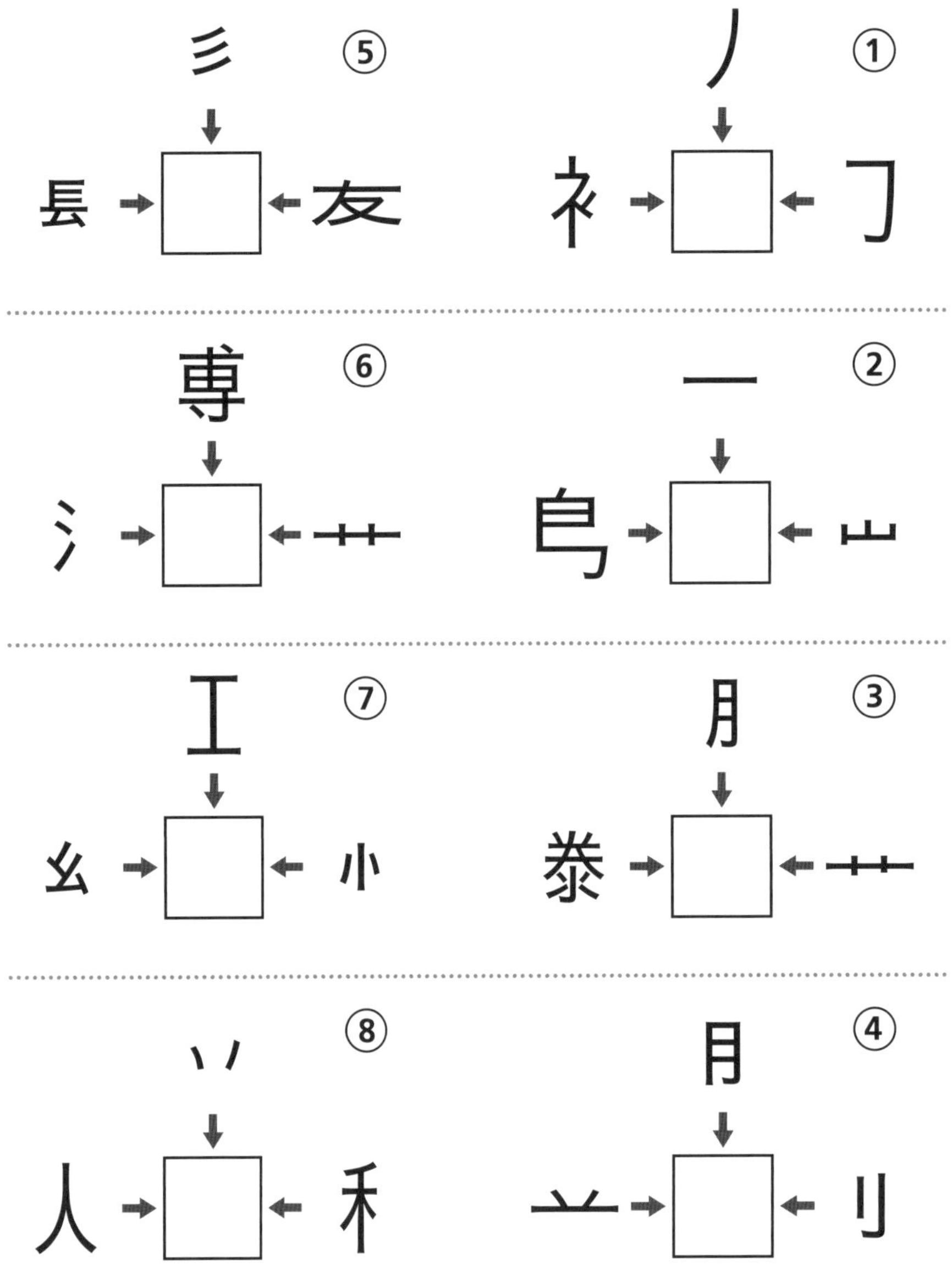

⑨ 上：三　左：宀　右：人　→ □

⑩ 上：乚　左：二　右：一　→ □

⑪ 上：一　左：个　右：皿　→ □

⑫ 上：忄　左：月　右：圭　→ □

⑬ 上：口　左：火　右：十　→ □

⑭ 上：寸　左：壴　右：木　→ □

⑮ 上：圭　左：亻　右：言　→ □

⑯ 上：日　左：𧾷　右：水　→ □

解答は65ページ

次の文章を声に出して、できるだけ速く2回読みましょう。

平《へい》家《け》物《もの》語《がたり》

熊谷涙《くまがえなみだ》をおさへ《え》て申《もう》しけるは、

「たすけまゐ《い》らせんとは存候《ぞんじそうろ》へ《え》ども、御方《みかた》の軍兵《ぐんぴょう》、雲霞《うんか》のごとく候《そうろう》。よものがれさせ給《たま》は《わ》じ。人手《ひとで》にかけまゐ《い》らせんより、同《おなじ》くは直実《なおざね》が手《て》にかけまゐ《い》らせて、後《のち》の御孝養《おんきょうよう》をこそ仕《つかまつり》候《そうら》は《わ》め」と申《もうし》ければ、

「たゞ《だ》とく〳〵《とく》頸《くび》を取《と》れ」とぞのたまひ《い》ける。

熊谷《くまがえ》あまりにいとほ《お》しくて、いづ《ず》くに刀《かたな》をたつべしともおぼえず、目《め》もくれ心《こころ》も消《き》えはてて、前後不覚《ぜんごふかく》におぼえけれども、さてしもあるべき事《こと》ならねば、なく

〱《なく》頸《くび》をぞかいてンげる。

「あは《わ》れ、弓矢《ゆみや》とる身《み》ほど口惜《くちおし》かりけるものはなし。武芸《ぶげい》の家《いえ》に生《うま》れずは、何《なに》とてかゝ《か》る憂《う》き目《め》をば見るべき。なさけなう《の》も討《う》ちたてまつるものかな」とかきくどき、袖《そで》をかほ《お》におしあてて、さめ〲《ざめ》とぞなきゐ《い》たる。

良久《ややひさ》しうあツて、さてもあるべきならねば、よろい直垂《ひたたれ》をとツて、頸《くび》をつゝ《つ》まんとしけるに、錦袋《にしきのふくろ》にいれたる笛《ふえ》をぞ、腰《こし》にさゝ《さ》れたる。

問 利き手ではないほうの手をゆっくり「グー・チョキ・パー」と連動して動かしながら、── **線部のカタカナを漢字**に直しましょう。

① **ヘイ**服《ふく》でおいで下《くだ》さい。

② 大名《だいみょう》の**ケ**来《らい》になる。

③ 欲《よく》の**クマ**鷹股《たかまた》を裂《さ》く。

④ 鬼《おに》の目《め》にも**ナミダ**。

⑤ **モウ**し開《ひら》きが立《た》たない。

⑥ **グン**資《し》金《きん》を稼《かせ》ぐ。

⑦ **ウン**海《かい》を見《み》下《お》ろす。

⑧ 日《ひ》頃《ごろ》から**ヨウ**生《じょう》している。

⑨ 揚《あ》げ足《あし》を**ト**る。

⑩ **カタナ**折《お》れ、矢《や》尽《つ》きる。

⑪ **ゼン**後《ご》左《さ》右《ゆう》に気《き》を配《くば》る。

⑫ 親《おや》**フ**孝《こう》な娘《むすめ》。

⑬ 父《ちち》に向《む》かって**ユミ**を引《ひ》く。

⑭ 愛《あい》は**オ**しみなく与《あた》う。

⑮ **ブ**運《うん》長《ちょう》久《きゅう》を祈《いの》る。

⑯ **ゲイ**は身《み》を助《たす》ける。

⑰ かたきを**ウ**つ。

⑱ 恋《こい》人《びと》を**ソデ**にする。

⑲ 故《こ》郷《きょう》へ**ニシキ**を飾《かざ》る。

⑳ **フエ**吹《ふ》けども踊《おど》らず。

解答は65ページ

次の文章を声に出して、できるだけ速く2回読みましょう。

枕草子《まくらのそうし》

清少納言《せいしょうなごん》

春《はる》はあけぼの。や《よ》うや《よ》うしろくなり行《ゆ》く、山《やま》ぎは《わ》すこしあかりて、むらさきだちたる雲《くも》のほそくたなびきたる。

夏《なつ》はよる。月《つき》の頃《ころ》はさらなり、やみもなほ《お》、ほたるの多《おお》く飛《と》びちがひ《い》たる。また、ただひとつふたつなど、ほのかにうちひかりて行《ゆ》くもを《お》かし。雨《あめ》など降《ふ》るもを《お》かし。

秋《あき》は夕暮《ゆうぐれ》。夕日《ゆうひ》のさして山《やま》のはいとちか《こ》うなりたるに、からすのねどころへ行《ゆ》くとて、みつよつ、ふたつみつなどとびいそぐさへ《え》あは《わ》れなり。まいて雁《かり》などのつらねたるが、いとちひ《い》さくみゆるはいとを《お》かし。日《ひ》入《い》りはてて、風《かぜ》の音《おと》むしのねなど、はたいふ《う》べきにあらず。

冬《ふゆ》はつとめて。雪《ゆき》の降《ふ》りたるはいふ《う》べきにもあらず、霜《しも》のいとしろきも、またさらでもいと寒《さむ》きに、火《ひ》などいそぎおこして、炭《すみ》もてわたるもいとつきづきし。昼《ひる》になりて、ぬるくゆるびもていけば、火桶《ひおけ》の火《ひ》もしろき灰《はい》がちになりてわろし。

問

漢字のパーツを組み合わせて、前のページの文学作品に含まれる**漢字1字**を作りましょう。

（例）

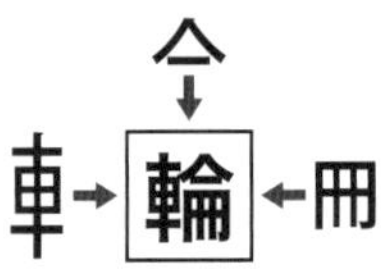

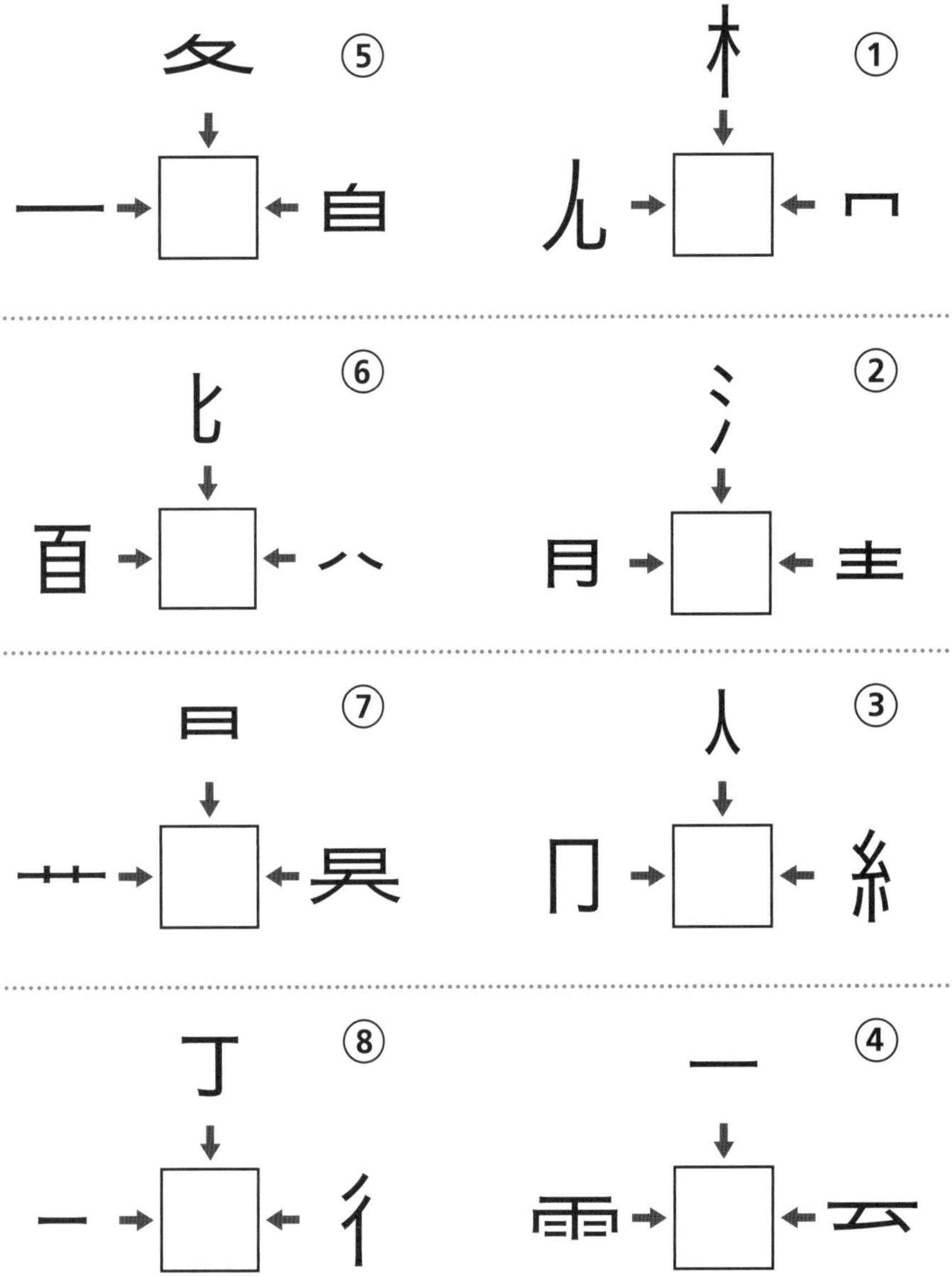

⑨

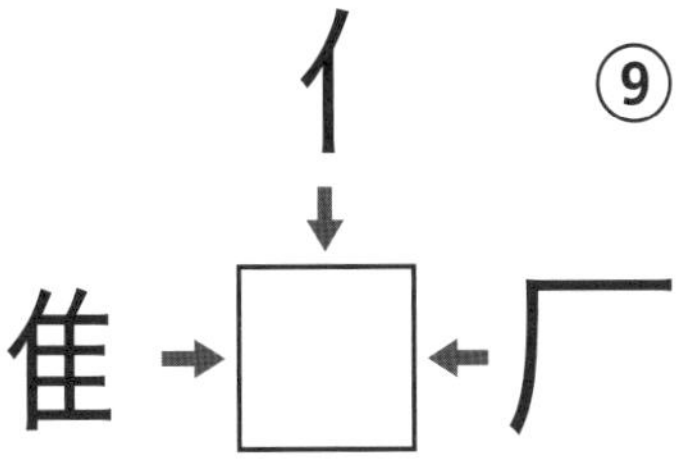

⑩

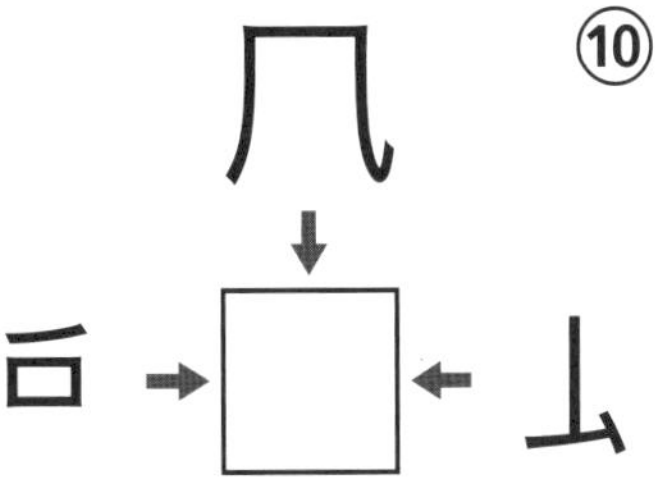

⑪

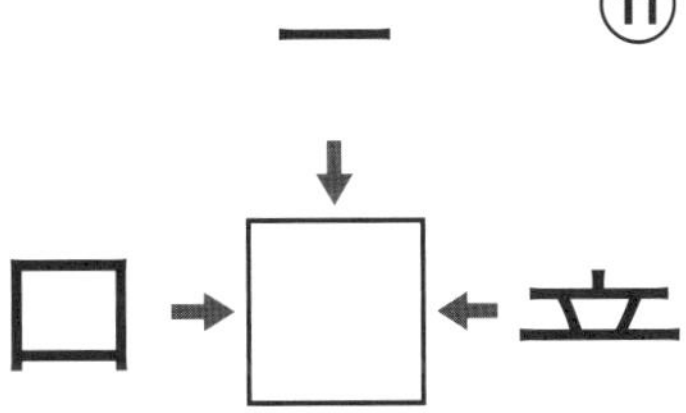

⑫

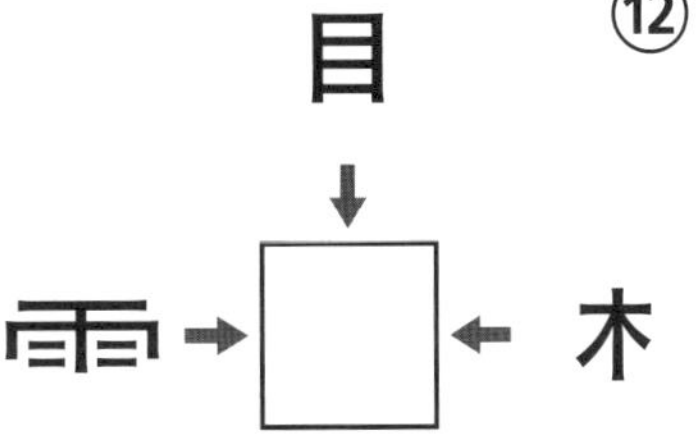

⑬

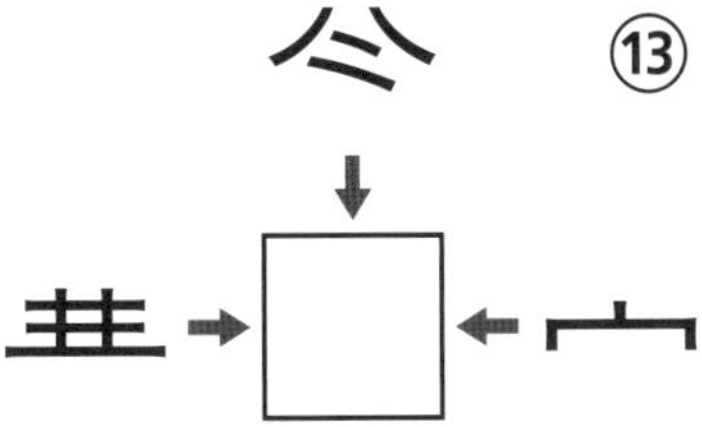

⑭

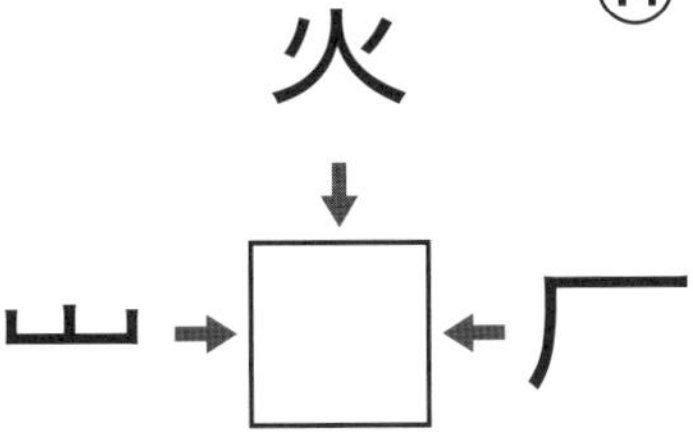

⑮

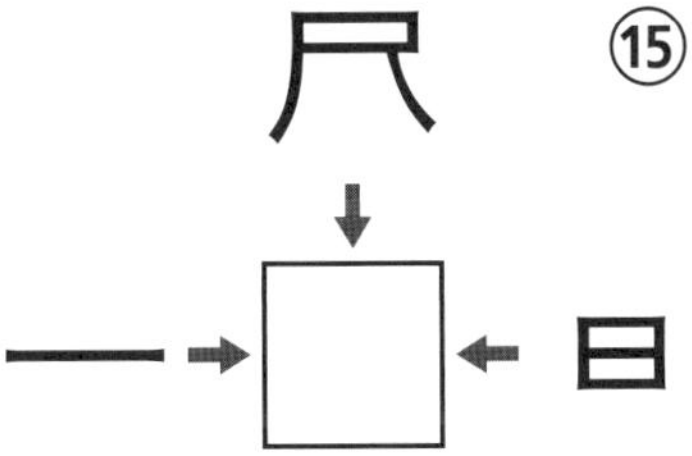

⑯

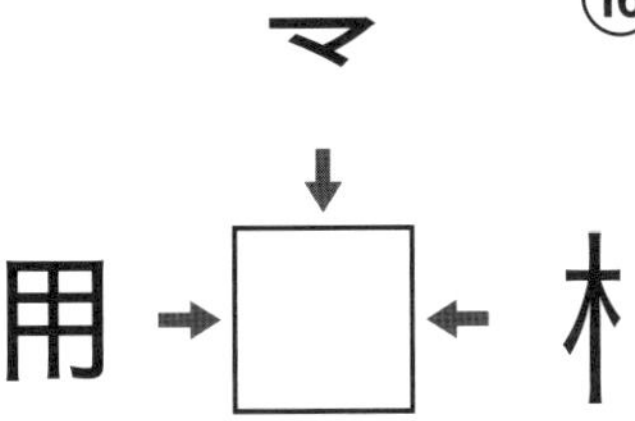

解答は65ページ

次の文章を声に出して、できるだけ速く2回読みましょう。

おくのほそ道《みち》

松尾芭蕉《まつおばしょう》

草《くさ》の戸《と》も住《す》み替《か》はる代《よ》ぞ雛《ひな》の家《いえ》

行《ゆ》く春《はる》や鳥《とり》啼《な》き魚《うお》の目《め》は涙《なみだ》

田《た》一枚《いちまい》植《う》ゑ《え》て立《た》ち去《さ》る柳《やなぎ》かな

あやめ草足《ぐさあし》に結《むす》ばん草鞋《わらじ》の緒《お》

夏草《なつくさ》や兵《つわもの》どもが夢《ゆめ》の跡《あと》

閑《しず》かさや岩《いわ》にしみ入《い》る蝉《せみ》の声《こえ》

五月雨《さみだれ》をあつめて早《はや》し最上川《もがみがわ》

雲《くも》の峰《みね》いくつ崩《くず》れて月《つき》の山《やま》

あつみ山《やま》や吹浦《ふくうら》かけて夕涼《ゆうすず》み

象潟《きさがた》や雨《あめ》に西施《せいし》がねぶの花《はな》

荒海《あらうみ》や佐渡《さど》に横《よこ》たふ《とう》天《あま》の河《がわ》

一《ひと》つ家《や》に遊女《ゆうじょ》も寝《ね》たり萩《はぎ》と月《つき》

むざんやな甲《かぶと》の下《した》のきりぎりす

塚《つか》も動《うご》けわが泣《な》く声《こえ》は秋《あき》の風《かぜ》

蛤《はまぐり》のふたみに別《わか》れ行《ゆ》く秋《あき》ぞ

 所要時間　分　秒

問1 次のカタカナの文章を、**漢字とひらがな**で書きましょう。

ナツクサヤツワモノドモガユメノアト

シズカサヤイワニシミイルセミノコエ

サミダレヲアツメテハヤシモガミガワ

クモノミネイクツクズレテツキノヤマ

アラウミヤサドニヨコトウアマノガワ

ツカモウゴケワガナクコエハアキノカゼ

問2 利き手ではないほうの手をゆっくり「グー・チョキ・パー」と連動して動かしながら、── **線部のカタカナを漢字**に直しましょう。

① 香《かお》り**マツ**茸《たけ》味《あじ》しめじ。 □

② 今《いま》でも**オ**を引《ひ》いている。 □

③ 足下《あしもと》から**トリ**が立《た》つ。 □

④ 苗《なえ》を**ウ**え付《つ》ける。 □

⑤ **ヤナギ**に風《かぜ》と受《う》け流《なが》す。 □

⑥ ネクタイを**ムス**ぶ。 □

⑦ 政界《せいかい》を**ユウ**泳《えい》する。 □

⑧ 悪《あく》**ジョ**の深情《ふかなさ》け。 □

⑨ **ハギ**の花《はな》咲《さ》く季節《きせつ》。 □

⑩ **ハマグリ**御門《ごもん》の変《へん》。 □

解答は65ページ

 所要時間　分　秒

◀022〜023ページ

①鉄 ②学 ③腰 ④別 ⑤首 ⑥闇 ⑦談 ⑧飛 ⑨弱 ⑩負

⑪答 ⑫親 ⑬洋 ⑭光 ⑮切 ⑯奇 ⑰注 ⑱甲 ⑲骨 ⑳指

◀026〜027ページ

①原 ②海 ③軽 ④設 ⑤始 ⑥運 ⑦積 ⑧後

⑨佇 ⑩裾 ⑪細 ⑫線 ⑬思 ⑭同 ⑮然 ⑯時

◀030〜031ページ

1 吉田は猫の鼻が冷たくてその毛皮が戸外の霜で濡れているのをその頬で感じた。すなわち吉田は首を動かしてその夜着の隙間を塞いだ。すると猫は大胆にも枕の上へあがって来てまた別の隙間へ遮二無二首を突(っ)込もうとした。吉田はそろそろあ(上)げて来てあった片手でその鼻先を押しかえ(返)した。

2 ①次 ②罰 ③極 ④訳 ⑤法 ⑥諦 ⑦氷 ⑧呼 ⑨踏 ⑩抑

◀034〜035ページ

①哉 ②澄 ③落 ④格 ⑤煙 ⑥草 ⑦鉢 ⑧傍

⑨舞 ⑩結 ⑪全 ⑫儀 ⑬僧 ⑭鮨 ⑮置 ⑯通

◀038〜039ページ

①局 ②脱 ③情 ④倒 ⑤聞 ⑥憲 ⑦条 ⑧掛 ⑨熟 ⑩名

⑪胸 ⑫落 ⑬火 ⑭晩 ⑮酒 ⑯狂 ⑰人 ⑱相 ⑲欲 ⑳案

◀042〜043ページ

①春 ②旅 ③群 ④姉 ⑤励 ⑥摩 ⑦弾 ⑧歩

⑨詣 ⑩毒 ⑪石 ⑫埋 ⑬悩 ⑭差 ⑮処 ⑯掛

▶046〜047ページ

❶ それであるのに、二、三日来のこの出来事、これから考えると、女は確かにその感情を偽り売ったのだ。自分を欺いたのだと男は幾度も思った。けれど文学者だけに、この男は自ら自分の心理を客観するだけの余裕を有(持)っていた。

❷ ①花 ②丹 ③段 ④告 ⑤馬 ⑥愛 ⑦手 ⑧徳 ⑨挙 ⑩破

▶050〜051ページ

①初 ②島 ③藤 ④前 ⑤髪 ⑥薄 ⑦紅 ⑧秋
⑨実 ⑩毛 ⑪盃 ⑫情 ⑬畑 ⑭樹 ⑮誰 ⑯踏

▶054〜055ページ

①平 ②家 ③熊 ④涙 ⑤申 ⑥軍 ⑦雲 ⑧養 ⑨取 ⑩刀
⑪前 ⑫不 ⑬弓 ⑭惜 ⑮武 ⑯芸 ⑰討 ⑱袖 ⑲錦 ⑳笛

▶058〜059ページ

①枕 ②清 ③納 ④雲 ⑤夏 ⑥頃 ⑦暮 ⑧行
⑨雁 ⑩風 ⑪音 ⑫霜 ⑬寒 ⑭炭 ⑮昼 ⑯桶

▶062〜063ページ

❶ 夏草や兵どもが夢の跡
閑かさや岩にしみ入る蝉の声
五月雨をあつめて早し最上川
雲の峰いくつ崩れて月の山
荒海や佐渡に横とう天の河
塚も動けわが泣く声は秋の風

❷ ①松 ②尾 ③鳥 ④植 ⑤柳 ⑥結 ⑦遊 ⑧女 ⑨萩 ⑩蛤

〔主な参考文献および出典〕

坊っちゃん　夏目漱石……『坊っちゃん』（岩波文庫）
トロッコ　芥川龍之介……『蜘蛛の糸・杜子春・トロッコ 他十七篇』（岩波文庫）
のんきな患者　梶井基次郎……『梶井基次郎全集』（ちくま文庫）
小僧の神様　志賀直哉……『小僧の神様・城の崎にて』（新潮文庫）
トカトントン　太宰治……『太宰治全集8』（ちくま文庫）
山椒大夫　森鷗外……『山椒大夫・高瀬舟』（新潮文庫）
蒲団　田山花袋……『蒲団・一兵卒』（岩波文庫）
初恋　島崎藤村……『藤村詩集』（新潮文庫）
平家物語……『平家物語』（岩波文庫）
枕草子　清少納言……『枕草子』（岩波文庫）
おくのほそ道　松尾芭蕉……『ビギナーズ・クラシックス おくのほそ道（全）』（角川ソフィア文庫）

〔編集付記〕

編集にあたり、次の要領で文字表記の統一を行いました。

＊音読しやすいよう、改行を加えた箇所があります。
＊旧かなづかいを、現代かなづかいにあらためた箇所があります。
＊漢字の旧字体は、新字体にあらためた箇所があります。
＊漢字の読み仮名は、原典のままを現代仮名遣いに改めました。原典に読み仮名の付いていない漢字と繰り返し記号には、前後の文脈から判断し、ふさわしいと考えられる読み仮名を付けました。

なお、作品によっては、差別に関わる不適切な表現や語句がありますが、原作の時代的背景・文化性を考慮し、原文のままとしました。

2章

速く見つける

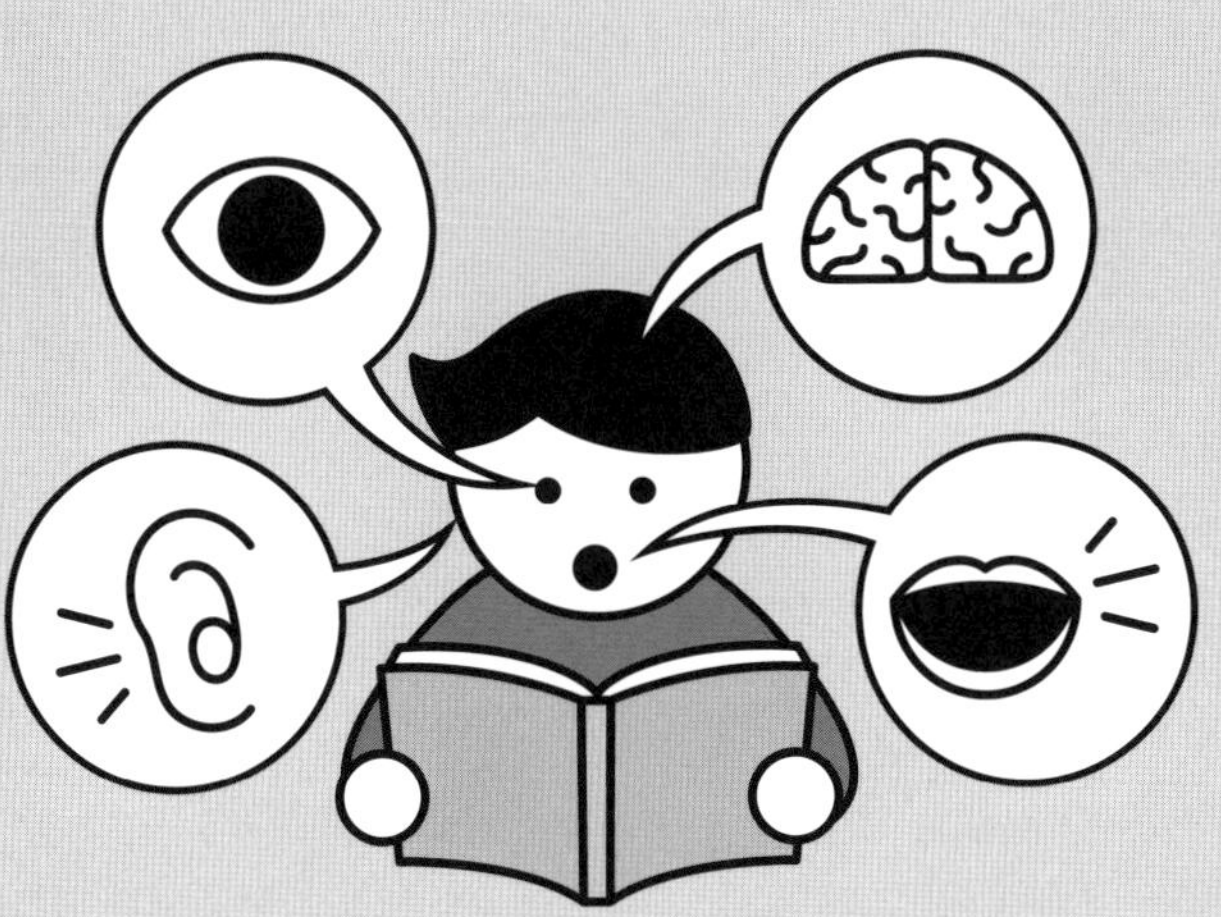

「文字を見る」「言葉の意味や読み方を理解する」「文字を声に出す」「自分で発した声を聞く」という行動を一度にこなす音読をすると、他の様々な行動に比べ、多くの脳の部分が活発に働きます。

肩の力を抜いて、音読を続けていきましょう。

次の文章を声に出して、できるだけ速く2回読みましょう。

恋《こい》

与謝野晶子《よさのあきこ》

わが恋《こい》を人《ひと》問《と》ひ《い》給ふ《たもう》。
わが恋《こい》を如何《いか》に答へ《こたえ》ん、
譬ふ《たとう》れば小《ちさ》き塔《とう》なり、
礎《いしずえ》に二人《ふたり》の命《いのち》、
真柱《まばしら》に愛《あい》を立《た》てつつ、
層《そう》ごとに学《がく》と芸術《げいじゅつ》、
汗《あせ》と血《ち》を塗《ぬ》りて固《かた》めぬ。

塔《とう》は是《こ》れ無極《むきょく》の塔《とう》、
更《さら》に積《つ》み、更《さら》に重《かさ》ねて、
世《よ》の風《かぜ》と雨《あめ》に当《あた》らん。
猶《なお》卑《ひく》し、今《いま》立《た》つ所《ところ》、
猶《なお》狭《せま》し、今《いま》見《み》る所《ところ》、
天《あま》つ日《ひ》も多《おお》くは射《さ》さず、
寒《さむ》きこと二月《にがつ》の如《ごと》し。
頼《たの》めるは、微《かすか》なれども
唯《た》だ一《ひと》つ内《うち》なる光《ひかり》。

069　所要時間　分　秒

問 1

表の中には、**「飲み物の名前」**が**10個**隠れています。
できるだけ速く見つけてください。
文字を読む方向は上から下、左から右の2方向のみです。

ソ	ー	ダ	ソ	タ	ギ	ト	ジ	ウ	コ
ス	セ	シ	ト	イ	ユ	ア	コ	ー	ー
チ	マ	ム	ウ	ツ	ウ	チ	コ	ロ	ラ
ヤ	エ	フ	ニ	ウ	ニ	ヘ	ア	ン	ナ
イ	コ	ア	ユ	テ	ユ	ト	ニ	チ	コ
ホ	ヒ	ノ	ウ	ケ	ウ	ク	キ	ヤ	ウ
ス	ポ	ー	ツ	ド	リ	ン	ク	ヌ	チ
ハ	オ	ネ	リ	ヨ	ク	チ	ヤ	カ	ヤ

問2

表の中には、**「星の名前」**が**10個**隠れています。
できるだけ速く見つけてください。
文字を読む方向は上から下、左から右の2方向のみです。

ア	キ	ス	バ	ル	サ	カ	ハ	マ	ヤ
ド	セ	イ	イ	ト	ロ	セ	ハ	チ	ホ
メ	イ	オ	ウ	セ	イ	イ	リ	ス	ク
ミ	ナ	ミ	ジ	ユ	ウ	ジ	セ	イ	ト
ト	ナ	ス	ホ	ワ	タ	ニ	キ	セ	シ
カ	イ	オ	ウ	セ	イ	ヨ	ン	イ	チ
ツ	ヘ	セ	モ	ク	セ	イ	セ	ワ	セ
ル	ツ	イ	ソ	ヲ	ナ	レ	イ	タ	イ

解答は112ページ

次の文章を声に出して、できるだけ速く2回読みましょう。

雨《あめ》ニモマケズ

宮沢賢治《みやざわけんじ》

雨《あめ》ニモマケズ　風《かぜ》ニモマケズ
雪《ゆき》ニモ夏《なつ》ノ暑《あつ》サニモマケヌ
丈《じょう》夫《ぶ》ナカラダヲモチ　慾《よく》ハナク
決《けっ》シテ瞋《いか》ラズ　イツモシヅ《ず》カニワラッテヰ《い》ル
一日《いちにち》ニ玄米四合《げんまいよんごう》ト　味噌《みそ》ト少《すこ》シノ野菜《やさい》ヲタベ
アラユルコトヲ　ジブンヲカンジョウニ入《い》レズニ
ヨクミキキシワカリ　ソシテワスレズ
野原《のはら》ノ松《まつ》ノ林《はやし》ノ蔭《かげ》ノ　小《ちい》サナ萱《かや》ブキノ小屋《こや》ニヰ《い》テ
東《ひがし》ニ病気《びょうき》ノコドモアレバ　行《い》ッテ看病《かんびょう》シテヤリ

西《にし》ニツカレタ母《はは》アレバ　行《い》ッテソノ稲《いね》ノ束《たば》ヲ負《お》ヒ《い》
南《みなみ》ニ死《し》ニサ《そ》ウナ人《ひと》アレバ
行《い》ッテコハ《わ》ガラナクテモイヽ《い》トイヒ《い》
北《きた》ニケンクヮ《か》ヤソショウガアレバ
ツマラナイカラヤメロトイヒ《い》
ヒデリノトキハナミダヲナガシ
サムサノナツハオロオロアルキ
ミンナニデクノボートヨバレ
ホメラレモセズ　クニモサレズ
サ《そ》ウイフ《う》モノニ　ワタシハナリタイ

問1 漢字を並べ替えて、**四字熟語**を**6つ**作りましょう。

暗	風	深	新	感	骨	中	耳
長	温	慨	奪	模	東	意	故
無	胎	索	馬	味	知	量	換

わからないけど探します。

① □□□□

批判を聞き流します。

② □□□□

奥が深いですね。

③ □□□□

昔のことから新しい知識を得ます。

④ □□□□

胸がいっぱい。

⑤ □□□□

他人の作品を作り替えます。

⑥ □□□□

問2 漢字を並べ替えて、**四字熟語**を**6つ**作りましょう。

末	悪	稽	荒	誤	得	勧	断
言	試	自	枝	自	善	無	唐
道	行	業	葉	懲	節	語	錯

水戸黄門のような。

①

でたらめです。

②

もってのほかです。

③

いろいろ試します。

④

自分のせいです。仕方ない。

⑤

本質でなく細かい。

⑥

解答は112ページ

所要時間　分　秒

次の文章を声に出して、できるだけ速く2回読みましょう。

小《しょう》景《けい》異《い》情《じょう》

室《むろ》生《う》犀《さい》星《せい》

その一《いち》

白魚《しろうお》はさびしや
そのくろき瞳《ひとみ》はなんといふ《う》
なんといふ《う》しほ《お》らしさぞよ
そとにひる餉《げ》をしたたむる
わがよそよそしさと
かなしさと
ききともなやな雀《すずめ》しば啼《な》けり

その二《に》

ふるさとは遠《とお》きにありて思《おも》ふ《う》もの
そして悲《かな》しくうたふ《う》もの
よしや
うらぶれて異土《いど》の乞食《かたい》となるとても
帰《かえ》るところにあるまじや
ひとり都《みやこ》のゆふ《う》ぐれに
ふるさとおもひ《い》涙《なみだ》ぐむ
そのこころもて
遠《とお》きみやこにかへ《え》らばや
遠《とお》きみやこにかへ《え》らばや

問
1

表の中には、**「スポーツの名前」**が**10個**隠れています。
できるだけ速く見つけてください。
文字を読む方向は上から下、左から右の2方向のみです。

ス	ト	イ	フ	ニ	ジ	マ	ラ	ソ	ン
イ	ラ	ワ	エ	ナ	ユ	ロ	カ	ヲ	ス
エ	イ	ラ	ン	ホ	ウ	ル	ラ	ム	キ
イ	ア	ウ	シ	ケ	ド	ハ	グ	イ	ー
ネ	ス	ク	ン	ン	ウ	ヤ	ビ	ノ	オ
ツ	ロ	チ	グ	ド	ヌ	ソ	ー	リ	レ
ヨ	ン	ヘ	ト	ウ	レ	ス	リ	ン	グ
フ	イ	ギ	ユ	ア	ス	ケ	ー	ト	タ

問2

表の中には、**「体の一部の名前」**が**10個**隠れています。
できるだけ速く見つけてください。
ただし、「イ」「メ」「ハ」は体の一部と数えません。
文字を読む方向は上から下、左から右の2方向のみです。

ヒ	タ	イ	カ	ン	ガ	ル	ー	コ	ア
ラ	ツ	コ	ク	ビ	ゴ	ト	ツ	ア	タ
ジ	ン	ベ	イ	ザ	マ	ム	メ	ラ	マ
ジ	ン	ゾ	ウ	メ	フ	ソ	ン	ツ	コ
マ	リ	ラ	ツ	シ	ア	ン	カ	ヲ	ネ
ン	シ	マ	ク	ン	ザ	ガ	ミ	カ	メ
タ	ハ	シ	ス	ゾ	ラ	ゼ	ノ	ア	シ
ノ	イ	ミ	ミ	ウ	シ	ル	ケ	ノ	メ

解答は112ページ

次の文章を声に出して、できるだけ速く2回読みましょう。

竹取物語《たけとりものがたり》

いまは昔《むかし》、竹取《たけとり》の翁《おきな》といふ《う》もの有《あり》けり。野山《のやま》にまじりて竹《たけ》を取《と》りつゝ《つ》、よろづ《ず》の事《こと》に使《つか》ひ《い》けり。名《な》をば、さぬきの造《みやつこ》となむ《ん》いひ《い》ける。その竹《たけ》の中《なか》に、もと光《ひか》る竹《たけ》なむ《ん》一筋《ひとすじ》ありける。あやしがりて寄《よ》りて見《み》るに、筒《つつ》の中光《なかひか》りたり。それを見《み》れば、三寸《さんずん》ばかりなる人《ひと》、いとうつくしう《しゅう》てゐ《い》たり。翁《おきな》いふ《う》やう《よう》、「我《われ》あさごと夕《ゆう》ごとに見《み》る竹《たけ》の中《なか》におは《わ》するにて知《し》りぬ。子《こ》になり給《たも》ふ《う》べき人《ひと》なめり」とて、手《て》にうち入《い》れて家《いえ》へ持《も》ちて来《き》ぬ。妻《め》の嫗《おうな》にあづ《ず》けて養《やしな》は《わ》す。うつくしき事《こと》かぎりなし。いと幼《おさな》ければ籠《こ》に入《い》れて養《やしな》ふ《う》。

竹取《たけとり》の翁《おきな》、竹《たけ》を取《と》るに、この子《こ》を見《み》つけて後《のち》に竹取《たけと》るに、節《ふし》を隔《へだ》てゝ《て》、よごとに、金《こがね》ある竹《たけ》を見《み》つくる事《こと》かさなりぬ。かくて、翁《おきな》や《よ》う〱《よう》豊《ゆた》かになりゆく。この児《ちご》養《やしな》ふ《う》程《ほど》に、すく〱《すく》と大《おお》きになりまさる。三月《みつき》ばかりなる程《ほど》に、よき程《ほど》なる人《ひと》になりぬれば、髪上《かみあげ》などさ《そ》うして、髪上《かみあげ》させ裳《も》着《き》す。帳《ちょう》の内《うち》よりも出《い》ださず、いつき養《やしな》ふ《う》。この児《ちご》のかたち清《けう》らなる事世《ことよ》になく、屋《や》の内《うち》は暗《くら》き所《ところ》なく光《ひかり》満《み》ちたり。翁心地《おきなここち》あしく苦《くる》しき時《とき》も、この子《こ》を見《み》れば苦《くる》しき事《こと》もやみぬ。腹立《はらだ》たしきことも慰《なぐさ》みけり。

問1

表の中には、**「夜に関する熟語」**が**10個**隠れています。
できるだけ速く見つけてください。
文字を読む方向は上から下、左から右の2方向のみです。

満	太	陽	鳥	飛	星	太	平	洋	白
月	陰	新	月	会	空	君	出	未	明
日	暦	人	歓	午	後	海	正	午	回
年	山	乗	月	天	浮	朝	食	空	岩
午	前	遠	夜	近	土	山	闇	夜	夢
月	影	坂	味	煙	地	球	島	公	感
湯	崖	家	日	夕	飯	道	羊	園	夜
路	白	夜	庭	碗	昼	食	理	想	露

問 2

表の中には、**「歴史に関する熟語」**が**10個**隠れています。
できるだけ速く見つけてください。
文字を読む方向は上から下、左から右の2方向のみです。

幕	人	羽	西	関	刻	征	鎌	倉	呉
府	参	大	虎	白	金	伊	狐	大	平
下	羊	根	西	瓜	小	豆	島	時	安
大	共	犬	字	狸	富	天	紫	寺	実
阪	鳥	江	戸	月	朝	廷	竜	狐	寺
空	平	白	日	黒	上	衣	山	飛	鳥
花	城	小	子	那	魚	鳥	猪	文	東
白	京	干	巻	須	室	町	銀	将	軍

解答は113ページ

 所要時間　分　秒

次の文章を声に出して、できるだけ速く2回読みましょう。

サーカス

中原《なかはら》中也《ちゅうや》

幾時代《いくじだい》かがありまして
　茶色《ちゃいろ》い戦争《せんそう》ありました
幾時代《いくじだい》かがありまして
　冬《ふゆ》は疾風《しっぷう》吹《ふ》きました
幾時代《いくじだい》かがありまして
　今夜《こんや》此処《ここ》での一《ひ》と殷盛《さか》り
　　今夜《こんや》此処《ここ》での一《ひ》と殷盛《さか》り
サーカス小屋《ごや》は高《たか》い梁《はり》
　そこに一《ひと》つのブランコだ

見《み》えるともないブランコだ
頭倒《あたまさか》さに手《て》を垂《た》れて
　汚《よご》れ木綿《もめん》の屋蓋《やね》のもと
ゆあーん　ゆよーん　ゆやゆよん

それの近《ちか》くの白《しろ》い灯《ひ》が
　安値《やす》いリボンと息《いき》を吐《は》き
観客様《かんきゃくさま》はみな鰯《いわし》
　咽喉《のんど》が鳴《な》ります牡蠣殻《かきがら》と
ゆあーん　ゆよーん　ゆやゆよん

　屋外《やがい》は真《ま》ッ闇《くら》　闇《くら》の闇《くら》
夜《よ》は劫々《こうこう》と更《ふ》けまする
落下傘《らっかがさ》奴《め》のノスタルヂ《ジ》アと
ゆあーん　ゆよーん　ゆやゆよん

問 リストから共通の部首を選び、パーツと組み合わせて、**漢字2つ**をつくりましょう。

亻	頁	木	艹	飠	氵	門	言	辶	彳

	共通部首		パーツ		完成する漢字
①		＋	㐬	＝	
		＋	青	＝	
②		＋	日	＝	
		＋	口	＝	
③		＋	豆	＝	
		＋	東	＝	
④		＋	可	＝	
		＋	言	＝	

⑤ □ + 化 = □
　 □ + 古 = □

⑥ □ + 入 = □
　 □ + 家 = □

⑦ □ + 欠 = □
　 □ + 反 = □

⑧ □ + 亍 = □
　 □ + 寺 = □

⑨ □ + 尌 = □
　 □ + 支 = □

⑩ □ + 乇 = □
　 □ + 十 = □

解答は113ページ

次の文章を声に出して、できるだけ速く2回読みましょう。

五重塔《ごじゅうのとう》

幸田露伴《こうだろはん》

どうせ馬鹿《ばか》なのっそり十兵衛《じゅうべえ》は死《し》んでもよいのでございまする、腰抜鋸《こしぬけのこ》のように生《いき》て居《い》たくもないのですわ、其夜《それ》からというものは真実《ほんと》、真実《ほんと》でございまする上人様《しょうにんさま》、晴《は》れて居《い》る空《そら》を見《み》ても灯光《あかり》の達《とど》かぬ室《へや》の隅《すみ》の暗《くら》いところを見《み》ても、白木造《しらきづく》りの五重《ごじゅう》の塔《とう》がぬっと突立《つった》って私《わたし》を見下《みおろ》して居《お》りまするわ、とう〱《とう》自分《じぶん》が造《つく》りたい気《き》になって、到底《とても》及《およ》ばぬとは知《し》りながら毎日《まいにち》仕事《しごと》を終《おわ》ると直《すぐ》に夜《よ》を籠《こ》めて五十分一《ごじゅうぶんのいち》の雛形《ひながた》をつくり、昨夜《ゆうべ》で丁度《ちょうど》仕上《しあ》げました、見《み》に来《き》て下《くだ》され御上《おしょう》人様《にんさま》、頼《たの》まれもせぬ仕事《しごと》は出来《でき》て仕《し》たい仕事《しごと》は出来《でき》ない口惜《くやし》さ、えゝ《え》不運《ふうん》ほど情無《なさけな》いものはないと私《わし》が歎《なげ》けば御上人様《おしょうにんさま》、なまじ出来《でき》ずば不運《ふうん》も知《し》るまいと女房《かか》めが其《それ》雛形をば揺《ゆ》り動《うご》かしての述懐《じゅっかい》、無理《むり》とは聞《きこ》えぬだけに余計《よけい》泣《な》きました、御上人様《おしょうにんさま》御慈悲《おじひ》に今度《こんど》の五《ご》重塔《じゅうのとう》は私《わたし》に建《た》てさせて下《くだ》され、拝《おが》みます、こゝ《こ》此通《このとお》り、と両手《りょうて》を合《あわ》せて頭《かしら》を畳《たたみ》に、涙《なみだ》は塵《ちり》を浮《うか》べたり。

問1

表の中には、**「二十四節気の名前」**が**10個**隠れています。
できるだけ速く見つけてください。
文字を読む方向は上から下、左から右の2方向のみです。

リ	ツ	シ	ユ	ン	フ	バ	ク	ア	ウ
カ	イ	イ	ロ	ハ	ム	ト	モ	エ	ス
ホ	リ	コ	ト	シ	ユ	ウ	ブ	ン	イ
ノ	ツ	ヒ	ウ	ツ	ル	イ	ヲ	ケ	カ
セ	シ	サ	ジ	カ	ノ	ヒ	デ	イ	イ
イ	ユ	ツ	ン	ハ	ハ	ク	ロ	チ	ロ
メ	ウ	ゴ	ハ	マ	ト	ア	テ	ツ	ゲ
イ	ダ	イ	カ	ン	ア	ツ	サ	ム	シ

問2

表の中には、**「国の名前」**が**10個**隠れています。
できるだけ速く見つけてください。
文字を読む方向は上から下、左から右の2方向のみです。

ニ	ホ	ン	ト	ア	オ	ア	メ	リ	カ
タ	ド	マ	ヘ	ポ	ー	カ	サ	フ	タ
イ	ン	レ	ハ	カ	ス	サ	カ	イ	ト
フ	ヒ	ー	ツ	キ	ト	サ	ナ	リ	イ
ラ	フ	シ	ノ	キ	ラ	ギ	ン	ピ	ギ
ン	メ	ア	ア	ユ	リ	ン	ナ	ン	リ
ス	ビ	ス	ン	ウ	ア	バ	ナ	ス	ス
ロ	シ	ア	ノ	リ	チ	ユ	ウ	ゴ	ク

解答は114ページ

所要時間　分　秒

次の文章を声に出して、できるだけ速く2回読みましょう。

しわい屋《や》

たいそうケチな人《ひと》が鰻屋《うなぎや》の隣《となり》に引《ひ》っ越《こ》した、こういう人《ひと》はケチですから、ご飯《はん》のお菜《かず》を買《か》いません。食事《しょくじ》どきになると、隣《となり》で焼《や》く鰻《うなぎ》の匂《にお》いをお菜《かず》にご飯《はん》を食《た》べるという徹底《てってい》したケチでして、すると、ある日《ひ》、隣《となり》の鰻屋《うなぎや》がやって来《き》た。

「ええ、ごめんください」

「だれだい？」

「ええ、隣《となり》の鰻屋《うなぎや》で……」

「隣《となり》の鰻屋《うなぎや》？　なんの用《よう》だい？」

「ええ、お勘定《かんじょう》をいただきにまいりました」

「なに？　鰻《うなぎ》の勘定《かんじょう》？　おい、おかしなことを言《い》うなよ。おれんとこじゃあ鰻《うなぎ》なんか食《く》ったおぼえはねえぞ」

「いいえ、めしあがった代金《だいきん》ではございません。鰻《うなぎ》の匂《にお》いのかぎ賃《ちん》をいただきに……」

「ええっ？　かぎ賃《ちん》ッ……うーん、やりゃあがったな。……うん、よし、よし。いま払《はら》ってやるから待《ま》ってろよ」

と、懐中《ふところ》から金《かね》を出《だ》して、ちゃぶ台《だい》の上《うえ》へチャリン、

「さあ、かぎ賃《ちん》だから、音《おと》だけ聞《き》いて帰《かえ》れ」

問1 表の中には、**「朝に関する熟語」**が**10個**隠れています。
できるだけ速く見つけてください。
文字を読む方向は上から下、左から右の2方向のみです。

来	逢	魔	時	彼	朝	犬	夕	暮	方
光	昼	秋	右	誰	腹	子	日	鶏	鳴
未	早	暁	申	時	戌	西	巳	春	雷
辰	丑	三	東	朝	飲	海	早	朝	上
冬	下	川	岸	市	花	夕	焼	豚	色
北	黎	雨	亥	夏	空	浜	赤	色	午
月	明	天	草	黄	色	酉	山	朝	夜
早	天	曇	左	薄	明	南	卯	食	日

問2

表の中には、**「文学に関する熟語」**が**10個**隠れています。
できるだけ速く見つけてください。
文字を読む方向は上から下、左から右の2方向のみです。

徳	小	説	城	下	町	参	勤	関	短
川	文	明	開	化	牛	鍋	短	木	編
随	豆	説	話	田	源	円	歌	曽	織
筆	伊	船	黒	古	典	陣	湾	路	田
平	勢	俳	鎖	国	交	代	東	海	道
犬	参	句	豊	中	長	蘭	学	評	武
三	条	大	臣	山	崎	漢	服	論	士
都	城	長	編	道	華	詩	出	島	橋

解答は114ページ

 所要時間　分　秒

次の文章を声に出して、できるだけ速く2回読みましょう。

方丈記《ほうじょうき》

鴨長明《かものちょうめい》

ゆく河《かわ》の流《なが》れは絶《た》えずして、しかももとの水《みず》にあらず。よどみに浮《うか》ぶうたかたは、かつ消《き》えかつ結《むす》びて、久《ひさ》しくとゞ《ど》まりたるためしなし。世中《よのなか》にある人《ひと》と栖《すみか》と、又《また》かくのごとし。たましきの都《みやこ》のうちに、棟《むね》を並《なら》べ、甍《いらか》を争《あらそ》へる、高《たか》き卑《いや》しき人《ひと》のすまひは、世《よ》々《よ》を経《へ》て尽《つ》きせぬ物《もの》なれど、是《これ》をまことかと尋《たず》ぬれば、昔《むかし》ありし家《いえ》はまれなり。或《あるい》は去年《こぞ》焼《や》けて今年作《ことしつく》れり。或《あるい》は大《おお》家滅《いえほろ》びて小家《こいえ》となる。住《す》む人《ひと》も是《これ》に同《おな》じ。所《ところ》もかは《わ》らず、人《ひと》も多《おお》かれど、古《いにしえ》見《み》し人《ひと》は二三十人《にさんじゅうにん》が中《うち》に、わづ《ず》かに一人二人《ひとりふたり》なり。朝《あした》に死《し》に、夕《ゆうべ》に生《うま》るゝ《る》ならひ《い》、たゞ《だ》水《みず》の泡《あわ》にぞ似《に》たりける。不知《しらず》、生《うま》れ死《し》ぬる人《ひと》、いづ《ず》かたより来《きた》りて、いづ《ず》かたへ《え》か去《さ》る。又不知《またしらず》、仮《かり》の宿《やど》り、誰《た》が為《ため》にか心《こころ》を悩《なや》まし、何《なに》によりてか目《め》を喜《よろこ》ばしむる。その主《あるじ》とすみかと、無常《むじょう》を争ふ《あらそう》さま、いは《わ》ば朝顔《あさがお》の露《つゆ》に異《こと》ならず。或《あるい》は露《つゆ》落《お》ちて花残《はなのこ》れり。残《のこ》るといへ《え》ども、朝日《あさひ》に枯《か》れぬ。或《あるい》は花《はな》しぼみて露《つゆ》なほ消《き》えず。消《き》えずといへ《え》ども、夕《ゆうべ》を待《ま》つ事《こと》なし。

問1 漢字を並べ替えて、**四字熟語**を**6つ**作りましょう。

一	和	乾	慮	異	人	尽	雷
味	分	工	傍	無	思	網	同
若	燥	別	打	曲	付	無	同

よくわきまえています。

① | | | | |

一度に捕まえます。

② | | | | |

趣が違うのです。

③ | | | | |

考えなしに同調します。

④ | | | | |

自分勝手です。

⑤ | | | | |

おもしろくありません。

⑥ | | | | |

問2 漢字を並べ替えて、**四字熟語**を**6つ**作りましょう。

一	大	晴	朝	支	美	句	裂
雨	同	離	三	四	辞	進	滅
耕	異	暮	麗	退	読	小	一

進んだり戻ったり。

①

筋道が立っていません。

②

自由気ままの生活です。

③

だいたいのところは同じ。

④

目先が違っても結果は同じ。

⑤

うわべだけの言葉です。

⑥

解答は114ページ

次の文章を声に出して、できるだけ速く2回読みましょう。

にごりえ

樋《ひ》口《ぐち》一葉《いちよう》

あの姉《ねえ》さんは鬼《おに》ではないか、父《とと》さんを怠惰者《なまけもの》にした鬼《おに》ではないか、お前《まえ》の衣類《べべ》のなくなったも、お前《まえ》の家《うち》のなくなったも皆《みな》あの鬼《おに》めがした仕事《しごと》、喰《くら》ひ《い》ついても飽《あ》き足《た》らぬ悪魔《あくま》にお菓子《かし》を貰《もら》って喰《た》べても能《い》いかと聞《き》くだけが情《なさけ》ない、汚《きたな》い穢《むさ》い此様《こん》な菓子《かし》、家《うち》へ置《お》くのも腹《はら》がたつ、捨《す》て仕舞《しまい》な、捨《す》てお仕舞《しまい》、お前《まえ》は惜《お》しくて捨《す》てられないか、馬鹿野郎《ばかやろう》めと罵《ののし》りながら袋《ふくろ》をつかんで裏《うら》の空地《あきち》へ投出《なげいだ》せば、紙《かみ》は破《やぶ》れて転《まろ》び出《で》る菓子《かし》の、竹《たけ》のあら垣打《がきうち》こえて溝《どぶ》の中《なか》にも落込《おちこ》むめり、源七《げんしち》はむくりと起《お》きてお初《はつ》と一声《ひとこえ》大《おお》きくいふ《う》に何《なに》か御用《ごよう》かよ、尻目《しりめ》にかけて振《ふり》むかふ《こう》ともせぬ横顔《よこがお》を睨《にら》んで、能《い》い加減《かげん》に人《ひと》を馬鹿《ばか》にしろ、黙《だま》って居《い》れば能《い》い事《こと》にして悪口雑言《あっこうぞうごん》は何《なん》の事《こと》だ、知人《しったひと》なら菓子位《かしぐらい》子供《こども》にくれるに不思議《ふしぎ》もなく、貰《もら》ふ《う》たとて何《なに》が悪《わ》るい、馬鹿野郎呼《ばかやろうよば》は《わ》りは太吉《たきち》をかこつけに我《お》れへの当《あて》こすり、子《こ》に向《むか》って父親《てておや》の讒訴《ざんそ》をいふ《う》女房気質《にょうぼうかたぎ》を誰《た》れが教《おし》へた、お力《りき》が鬼《おに》なら手前《てまえ》は魔王《まおう》、商売《しょうばい》人《にん》のだましは知《し》れて居《い》れど、妻《つま》たる身《み》の不貞腐《ふてくさ》れをいふ《う》て済《す》むと思《おも》ふ《う》か、土方《どかた》をせ《しょ》うが車《くるま》を引《ひ》かうが亭主《ていしゅ》は亭主《ていしゅ》の権《けん》がある、気《き》に入《い》らぬ奴《やつ》を家《うち》には置《お》かぬ、何処《どこ》へなりとも出《で》てゆけ、出《で》てゆけ、面白《おもしろ》くもない女郎《めろう》めと叱《しか》りつけられて、夫《そ》れはお前《まえ》無理《むり》だ、邪推《じゃすい》が過《す》ぎる、何《なに》しにお前《まえ》に当《あて》つけよう、この子《こ》が余《あんま》り分《わか》らぬと、お力《りき》の仕方《しかた》が憎《に》くらしさに思《おも》ひ《い》あまつ《っ》て言《い》つ《っ》た事《こと》を、とツ《ッ》こに取《と》つ《っ》て出《で》てゆけとまでは惨《むご》う御座《ござ》んす……

問 リストから共通の部首を選び、パーツと組み合わせて、**漢字2つ**をつくりましょう。

扌　口　⺮　彳　禾　艹　氵　宀　亻　刂

	共通部首		パーツ		完成する漢字
①		＋	洛	＝	
		＋	早	＝	

	共通部首		パーツ		完成する漢字
②		＋	官	＝	
		＋	弟	＝	

	共通部首		パーツ		完成する漢字
③		＋	匕	＝	
		＋	十	＝	

	共通部首		パーツ		完成する漢字
④		＋	祭	＝	
		＋	谷	＝	

⑤
□ ＋ 勇 ＝ □
□ ＋ 殳 ＝ □

⑥
□ ＋ 帚 ＝ □
□ ＋ 式 ＝ □

⑦
□ ＋ ム ＝ □
□ ＋ 口 ＝ □

⑧
□ ＋ 皮 ＝ □
□ ＋ 夋 ＝ □

⑨
□ ＋ 禾 ＝ □
□ ＋ 㑒 ＝ □

⑩
□ ＋ 更 ＝ □
□ ＋ 吏 ＝ □

解答は114～115ページ

 所要時間　　分　　秒

次の文章を声に出して、できるだけ速く2回読みましょう。

がまの油《あぶら》

てまえ持《も》ちいだしたるは、これにある蟇蝉噪《ひきせんそう》四六《しろく》のがまの油《あぶら》だ。そういうがまは、おれのうちの縁《えん》の下《した》や流《なが》しの下《した》にもいるというおかたがあるが、それは俗《ぞく》にいうおたまがえる、ひきがえるといって、薬力《やくりき》と効能《こうのう》のたしにはならん。てまえ持《も》ちいだしたるは、四六《しろく》のがまだ。四六《しろく》、五六《ごろく》はどこでわかる。前足《まえあし》の指《ゆび》が四《し》本《ほん》、あと足《あし》の指《ゆび》が六本《ろっぽん》、これを名《な》づけて四六《しろく》のがま。このがまの棲《す》めるところは、これよりはるーか北《きた》にあたる、筑波山《つくばさん》のふもとにて、おんばことというつゆ草《くさ》を食《く》らう。このがまのとれるのは、五月《ごがつ》に八月《はちがつ》に十月《じゅうがつ》、これを名《な》づけて五八十《ごはっそう》は四六《しろく》のがまだ、お立《た》ちあい。このがまの油《あぶら》をとるには、四方《しほう》に鏡《かがみ》を立《た》て、下《した》に金網《かなあみ》をしき、そのなかにがまを追《お》いこむ。がまは、おのれのすがたが鏡《かがみ》にうつるのをみておのれとおどろき、たらーり、たらりと油汗《あぶらあせ》をながす。これを下《した》の金網《かなあみ》にてすきとり、柳《やなぎ》の小枝《こえだ》をもって、三七二十一日《さんしちにじゅういちにち》のあいだ、とろーり、とろりと煮《に》つめたるがこのがまの油《あぶら》だ。赤《あか》いは辰砂椰子《しんしゃやしぃ》の油《あぶら》、てれめんてえかにまんてえか、金《きん》創《そう》には切《き》り傷《きず》、効能《こうのう》は、出痔《でじ》、いぼ痔《じ》、はしり痔《じ》、よこね、がんがさ、そのほか、はれものいっさいに効《き》く。いつもは、一貝《ひとかい》で百文《ひゃくもん》だが、こんにちは、ひろめのため、小貝《こがい》をそえ、二貝《ふたかい》で百文《ひゃくもん》だ。

問 1

表の中には、**「伝統的な行事に関する言葉」**が**10個**隠れています。できるだけ速く見つけてください。

文字を読む方向は上から下、左から右の2方向のみです。

シ	シ	マ	イ	ネ	ト	ン	ヒ	カ	シ
イ	ノ	シ	ナ	ズ	ソ	ガ	ナ	ノ	メ
カ	ハ	ユ	ナ	ミ	ソ	ソ	カ	コ	カ
カ	ツ	ウ	ク	オ	セ	チ	ザ	モ	ザ
ガ	モ	マ	サ	キ	ヨ	ウ	リ	ヨ	リ
ミ	ウ	イ	ガ	コ	イ	ノ	ボ	リ	イ
モ	デ	ン	ユ	ン	ジ	ヨ	ソ	モ	ジ
チ	ウ	シ	サ	サ	カ	ザ	リ	ウ	ン

問2 表の中には、**「くだものの名前」**が**10個**隠れています。
できるだけ速く見つけてください。
文字を読む方向は上から下、左から右の2方向のみです。

ア	イ	チ	ジ	ク	ウ	ミ	ウ	シ	ナ
キ	サ	ト	イ	モ	ブ	ナ	カ	イ	シ
ウ	ミ	カ	ン	ノ	ド	マ	カ	ノ	シ
イ	ヒ	ト	デ	エ	ウ	コ	キ	シ	リ
ア	ン	メ	ロ	ン	タ	ケ	ノ	シ	ン
バ	リ	ク	カ	メ	マ	ツ	コ	イ	ゴ
ナ	ホ	ツ	パ	イ	ナ	ツ	プ	ル	フ
ナ	リ	カ	ン	ヅ	メ	シ	ロ	ツ	プ

解答は115ページ

所要時間　分　秒

次の文章を声に出して、できるだけ速く2回読みましょう。

雪国《ゆきぐに》

川端康成《かわばたやすなり》

国境《くにざかい》の長《なが》いトンネルを抜《ぬ》けると雪国《ゆきぐに》であった。夜《よる》の底《そこ》が白《しろ》くなった。信号所《しんごうじょ》に汽車《きしゃ》が止《と》まった。

向《むこう》側《がわ》の座席《ざせき》から娘《むすめ》が立《た》って来《き》て、島村《しまむら》の前《まえ》のガラス窓《まど》を落《おと》した。雪《ゆき》の冷気《れいき》が流《なが》れこんだ。娘《むすめ》は窓《まど》いっぱいに乗《の》り出《だ》して、遠《とお》くへ叫《さけ》ぶように、

「駅長《えきちょう》さあん、駅長《えきちょう》さあん」

明《あか》りをさげてゆっくり雪《ゆき》を踏《ふ》んで来《き》た男《おとこ》は、襟巻《えりまき》で鼻《はな》の上《うえ》まで包《つつ》み、耳《みみ》に帽子《ぼうし》の毛皮《けがわ》を垂《た》れていた。

もうそんな寒《さむ》さかと島村《しまむら》は外《そと》を眺《なが》めると、鉄道《てつどう》の官《かん》

舎《しゃ》らしいバラックが山裾《やますそ》に寒々《さむざむ》と散《ち》らばっているだけで、雪《ゆき》の色《いろ》はそこまで行《い》かぬうちに闇《やみ》に呑《の》まれていた。

「駅長《えきちょう》さん、私《わたし》です、御機嫌《ごきげん》よろしゅうございます」

「ああ、葉子《ようこ》さんじゃないか。お帰《かえ》りかい。また寒《さむ》くなったよ」

「弟《おとうと》が今度《こんど》こちらに勤《つと》めさせていただいておりますのですってね。お世話《せわ》さまですわ」

「こんなところ、今《いま》に寂《さび》しくて参《まい》るだろうよ。若《わか》いのに可哀想《かわいそう》だな」

「ほんの子供《こども》ですから、駅長《えきちょう》さんからよく教《おし》えてやっていただいて、よろしくお願《ねが》いいたしますわ」

問1

表の中には、**「海に関する熟語」**が**10個**隠れています。
できるだけ速く見つけてください。
文字を読む方向は上から下、左から右の2方向のみです。

満	山	岳	登	峠	峰	鉄	夕	凪	機
潮	氷	解	瓦	砂	浜	道	蒸	気	関
河	川	敷	箸	香	鮎	岩	大	洋	車
野	海	小	針	教	食	育	起	狭	広
原	岸	大	房	潮	子	淡	水	暦	声
草	花	雨	風	騒	歴	髪	時	月	星
大	波	畑	例	和	紙	史	化	北	干
技	仕	朝	凪	号	橋	田	鳥	極	潮

問2

表の中には、**「動作に関する熟語」**が**10個**隠れています。
できるだけ速く見つけてください。
文字を読む方向は上から下、左から右の2方向のみです。

挙	手	道	理	無	直	父	照	度	歩
画	柄	路	論	二	視	師	握	衣	行
絵	色	接	折	標	順	校	手	東	亜
空	青	触	並	選	桃	皮	呂	布	先
中	小	気	儀	技	怪	目	視	毛	拍
器	様	印	静	弧	比	三	五	七	手
踏	元	丸	聴	数	文	字	吾	蘭	美
破	縁	園	共	友	汁	誌	各	快	足

解答は115ページ

所要時間　　分　　秒

▼071ページ

ア	キ	ス	バ	ル	サ	カ	ハ	マ	ヤ
ド	セ	イ	イ	ト	ロ	セ	ハ	チ	ホ
メ	イ	オ	ウ	セ	イ	イ	リ	ス	ク
ミ	ナ	ミ	ジ	ユ	ウ	ジ	セ	イ	ト
ト	ナ	ス	ホ	ワ	タ	ニ	キ	セ	シ
カ	イ	オ	ウ	セ	イ	ヨ	ン	イ	チ
ツ	ヘ	セ	モ	ク	セ	イ	セ	ワ	セ
ル	ツ	イ	ソ	ヲ	ナ	レ	イ	タ	イ

▼070ページ

ソ	ー	ダ	ソ	タ	ギ	ト	ジ	ウ	コ
ス	セ	シ	ト	イ	ユ	ア	コ	ー	ー
チ	マ	ム	ウ	ツ	ウ	チ	コ	ロ	ラ
ヤ	エ	フ	ニ	ウ	ニ	ヘ	ア	ン	ナ
イ	コ	ア	ユ	テ	ユ	ト	ニ	チ	コ
ホ	ヒ	ノ	ウ	ケ	ウ	ク	キ	ヤ	ウ
ス	ポ	ー	ツ	ド	リ	ン	ク	ヌ	チ
ハ	オ	ネ	リ	ヨ	ク	チ	ヤ	カ	ヤ

▼074ページ

①暗中模索　②馬耳東風　③意味深長　④温故知新　⑤感慨無量　⑥換骨奪胎

▼075ページ

①勧善懲悪　②荒唐無稽　③言語道断　④試行錯誤　⑤自業自得　⑥枝葉末節

▼079ページ

ヒ	タ	イ	カ	ン	ガ	ル	ー	コ	ア
ラ	ツ	コ	ク	ビ	ゴ	ト	ツ	ア	タ
ジ	ン	ベ	イ	ザ	マ	ム	メ	ラ	マ
ジ	ン	ゾ	ウ	メ	フ	ソ	ン	ツ	コ
マ	リ	ラ	ツ	シ	ア	ン	カ	ヲ	ネ
ン	シ	マ	ク	ン	ザ	ガ	ミ	カ	メ
タ	ハ	シ	ス	ゾ	ラ	ゼ	ノ	ア	シ
ノ	イ	ミ	ミ	ウ	シ	ル	ケ	ノ	メ

▼078ページ

ス	ト	イ	フ	ニ	ジ	マ	ラ	ソ	ン
イ	ラ	ワ	エ	ナ	ユ	ロ	カ	ヲ	ス
エ	イ	ラ	ン	ホ	ウ	ル	ラ	ム	キ
イ	ア	ウ	シ	ケ	ド	ハ	グ	イ	ー
ネ	ス	ク	ン	ン	ウ	ヤ	ビ	ノ	オ
ツ	ロ	チ	グ	ド	ヌ	ソ	ー	リ	レ
ヨ	ン	ヘ	ト	ウ	レ	ス	リ	ン	グ
フ	イ	ギ	ユ	ア	ス	ケ	ー	ト	タ

▼083ページ

幕	人	羽	西	**関**	刻	征	**鎌**	**倉**	呉
府	参	大	虎	**白**	金	伊	狐	大	**平**
下	羊	根	西	瓜	小	豆	島	時	**安**
大	共	犬	字	狸	富	天	紫	寺	実
阪	鳥	**江**	**戸**	月	**朝**	**廷**	竜	狐	寺
空	**平**	白	日	黒	上	衣	山	**飛**	**鳥**
花	**城**	小	子	那	魚	鳥	猪	文	東
白	**京**	干	巻	須	**室**	**町**	銀	**将**	**軍**

▼082ページ

満	太	陽	鳥	飛	**星**	太	平	洋	白
月	陰	**新**	**月**	会	**空**	君	出	**未**	**明**
日	暦	人	歓	午	後	海	正	午	回
年	山	乗	**月**	天	浮	朝	食	空	岩
午	前	遠	**夜**	近	土	山	**闇**	**夜**	夢
月	**影**	坂	味	煙	地	球	島	公	感
湯	崖	家	日	**夕**	**飯**	道	羊	園	**夜**
路	**白**	**夜**	庭	碗	昼	食	理	想	**露**

▼087ページ

⑤ 艹 + 化 = **花** / + 古 = **苦**

⑥ 辶 + 入 = **込** / + 㒸 = **遂**

⑦ 飠 + 欠 = **飲** / + 反 = **飯**

⑧ 彳 + 亍 = **行** / + 寺 = **待**

⑨ 木 + 尌 = **樹** / + 支 = **枝**

⑩ 言 + 乇 = **託** / + 十 = **計**

▼086ページ

① 氵 + 㐬 = **流** / + 青 = **清**

② 門 + 日 = **間** / + 口 = **問**

③ 頁 + 豆 = **頭** / + 束 = **頼**

④ 亻 + 可 = **何** / + 言 = **信**

▼091ページ

ニ	**ホ**	**ン**	ト	ア	**オ**	**ア**	**メ**	**リ**	**カ**
タ	ド	**マ**	ヘ	ポ	**ー**	カ	サ	**フ**	タ
イ	ン	**レ**	ハ	カ	**ス**	サ	カ	**イ**	ト
フ	ヒ	**ー**	ツ	キ	**ト**	サ	ナ	**リ**	**イ**
ラ	フ	**シ**	ノ	キ	**ラ**	ギ	ン	**ピ**	**ギ**
ン	メ	**ア**	ア	ユ	**リ**	ン	ナ	**ン**	**リ**
ス	ビ	ス	ン	ウ	**ア**	バ	ナ	ス	**ス**
ロ	**シ**	**ア**	ノ	リ	**チ**	**ユ**	**ウ**	**ゴ**	**ク**

▼090ページ

リ	**ツ**	**シ**	**ユ**	**ン**	フ	バ	ク	ア	**ウ**
カ	イ	イ	ロ	ハ	ム	ト	モ	エ	**ス**
ホ	**リ**	コ	**ト**	**シ**	**ユ**	**ウ**	**ブ**	**ン**	**イ**
ノ	**ツ**	ヒ	**ウ**	ツ	ル	イ	ヲ	**ケ**	カ
セ	**シ**	サ	**ジ**	カ	ノ	ヒ	デ	**イ**	イ
イ	**ユ**	ツ	ン	ハ	**ハ**	**ク**	**ロ**	**チ**	ロ
メ	**ウ**	ゴ	ハ	マ	ト	ア	テ	**ツ**	**ゲ**
イ	**ダ**	**イ**	**カ**	**ン**	ア	ツ	サ	ム	**シ**

▼095ページ

徳	**小**	**説**	城	下	町	参	勤	関	**短**
川	文	明	開	化	牛	鍋	**短**	木	**編**
随	豆	**説**	**話**	田	源	円	**歌**	曽	織
筆	伊	船	黒	**古**	**典**	陣	湾	路	田
平	勢	**俳**	鎖	国	交	代	東	海	道
犬	参	**句**	豊	中	長	蘭	学	**評**	武
三	条	大	臣	山	崎	**漢**	服	**論**	士
都	城	**長**	**編**	道	華	**詩**	出	島	橋

▼094ページ

来	逢	魔	時	彼	**朝**	犬	夕	暮	方
光	昼	秋	右	誰	**腹**	子	日	**鶏**	**鳴**
未	**早**	**暁**	申	時	戌	西	巳	春	雷
辰	丑	三	東	**朝**	飲	海	**早**	**朝**	上
冬	下	川	岸	**市**	花	夕	焼	豚	色
北	**黎**	雨	亥	夏	空	浜	赤	色	午
月	**明**	天	草	黄	色	酉	山	**朝**	夜
早	**天**	曇	左	**薄**	**明**	南	卯	**食**	日

▼098ページ

①思慮分別　②一網打尽　③同工異曲　④付和雷同　⑤傍若無人　⑥無味乾燥

▼099ページ

①一進一退　②支離滅裂　③晴耕雨読　④大同小異　⑤朝三暮四　⑥美辞麗句

▼102ページ

① 艹 ＋ 洛 ＝ 落、艹 ＋ 早 ＝ 草

② ⺮ ＋ 官 ＝ 管、⺮ ＋ 弟 ＝ 第

③ 口 ＋ 七 ＝ 叱、口 ＋ 十 ＝ 叶

④ 宀 ＋ 祭 ＝ 察、宀 ＋ 谷 ＝ 容

▼103ページ

⑤ 氵 + 勇 = **湧**
　 氵 + 殳 = **没**

⑥ 扌 + 帚 = **掃**
　 扌 + 式 = **拭**

⑦ 禾 + 厶 = **私**
　 禾 + 口 = **和**

⑧ 彳 + 皮 = **彼**
　 彳 + ⿱幺夂 = **後**

⑨ 刂 + 禾 = **利**
　 刂 + 㑒 = **剣**

⑩ 亻 + 更 = **便**
　 亻 + 吏 = **使**

▼107ページ

ア	**イ**	**チ**	**ジ**	**ク**	ウ	ミ	ウ	シ	**ナ**
キ	サ	ト	イ	モ	**ブ**	ナ	カ	イ	**シ**
ウ	**ミ**	**カ**	**ン**	ノ	**ド**	マ	**カ**	ノ	シ
イ	ヒ	ト	デ	エ	**ウ**	コ	**キ**	シ	**リ**
ア	ン	**メ**	**ロ**	**ン**	タ	ケ	ノ	シ	**ン**
バ	リ	ク	カ	メ	マ	ツ	コ	イ	**ゴ**
ナ	ホ	ツ	**パ**	**イ**	**ナ**	**ツ**	**プ**	**ル**	フ
ナ	リ	カ	ン	ヅ	メ	シ	ロ	ツ	プ

▼106ページ

シ	**シ**	**マ**	**イ**	ネ	**ト**	ン	**ヒ**	カ	**シ**
イ	ノ	シ	**ナ**	ズ	**ソ**	ガ	**ナ**	ノ	**メ**
カ	**ハ**	ユ	**ナ**	ミ	ソ	ソ	**カ**	コ	**カ**
カ	**ツ**	ウ	**ク**	**オ**	**セ**	**チ**	**ザ**	モ	**ザ**
ガ	**モ**	マ	**サ**	キ	ヨ	ウ	**リ**	ヨ	**リ**
ミ	**ウ**	イ	**ガ**	**コ**	**イ**	**ノ**	**ボ**	**リ**	イ
モ	**デ**	ン	**ユ**	ン	ジ	ヨ	ソ	モ	ジ
チ	ウ	シ	**サ**	**サ**	**カ**	**ザ**	**リ**	ウ	ン

▼111ページ

挙	**手**	道	理	無	**直**	父	照	度	**歩**
画	柄	路	論	二	**視**	師	**握**	衣	**行**
絵	色	**接**	折	標	順	校	**手**	東	亜
空	青	**触**	並	選	桃	皮	呂	布	先
中	小	気	儀	技	怪	**目**	**視**	毛	**拍**
器	様	印	**静**	弧	比	三	五	七	**手**
踏	元	丸	**聴**	数	文	字	吾	蘭	美
破	縁	園	共	友	汁	誌	各	**快**	**足**

▼110ページ

満	山	岳	登	峠	峰	鉄	**夕**	**凪**	機
潮	氷	解	瓦	**砂**	**浜**	道	蒸	気	関
河	川	敷	箸	香	鮎	岩	**大**	**洋**	車
野	**海**	小	針	教	食	育	起	狭	広
原	**岸**	大	房	**潮**	子	淡	水	暦	声
草	花	雨	風	**騒**	歴	髪	**時**	月	星
大	**波**	畑	例	和	紙	史	**化**	北	**干**
技	仕	**朝**	**凪**	号	橋	田	鳥	極	**潮**

〔主な参考文献および出典〕

恋　与謝野晶子……『晶子詩篇全集』（実業之日本社）
雨ニモマケズ　宮沢賢治……『日本の詩歌18』（中央公論新社）
小景異情　室生犀星……『現代日本文学大系47 室生犀星・萩原朔太郎集』（筑摩書房）
竹取物語……『日本古典文学大系9 竹取物語・伊勢物語・大和物語』（岩波書店）
サーカス　中原中也……『中原中也詩集』（角川文庫）
五重塔　幸田露伴……『五重塔』（岩波文庫）
しわい屋……『落語百選 夏』（ちくま文庫）
方丈記　鴨長明……『新訂 方丈記』（岩波文庫）
にごりえ　樋口一葉……『にごりえ・たけくらべ』（岩波文庫）
がまの油……『古典落語（下）』（講談社文庫）
雪国　川端康成……『雪国』（新潮文庫）

〔編集付記〕

編集にあたり、次の要領で文字表記の統一を行いました。

＊音読しやすいよう、改行を加えた箇所があります。
＊旧かなづかいを、現代かなづかいにあらためた箇所があります。
＊漢字の旧字体は、新字体にあらためた箇所があります。
＊漢字の読み仮名は、原典のままを現代仮名遣いに改めました。原典に読み仮名の付いていない漢字と繰り返し記号には、前後の文脈から判断し、ふさわしいと考えられる読み仮名を付けました。

なお、作品によっては、差別に関わる不適切な表現や語句がありますが、原作の時代的背景・文化性を考慮し、原文のままとしました。

3章

速く解く

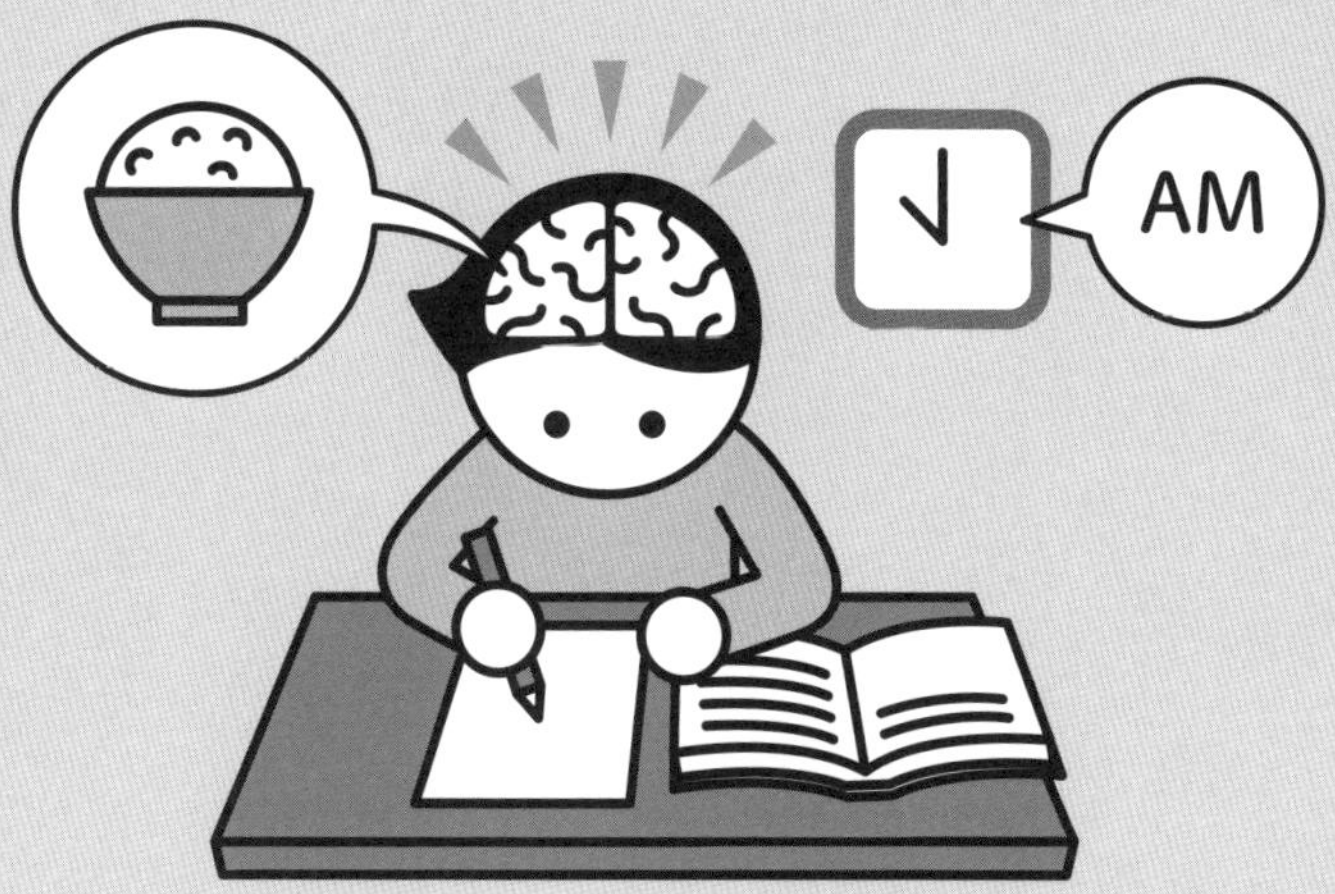

　トレーニングを行う時間は、1日のうちで最も脳が活発に働く「午前中」が理想的です。

　そして、トレーニングを行う前にきちんと食事をとりましょう。脳に栄養がまわらず、頭がぼんやりしたままでは効果半減です。

次の文章を声に出して、できるだけ速く2回読みましょう。

福《ふく》翁《おう》自《じ》伝《でん》

福沢《ふくざわ》諭吉《ゆきち》

学問勉強《がくもんべんきょう》ということになっては、当時《とうじ》世《よ》の中《なか》に緒方《おがた》塾生《じゅくせい》の右《みぎ》に出《で》る者《もの》はなかろうと思《おも》われるその一例《いちれい》を申《もう》せば、私《わたし》が安政三年《あんせいさんねん》の三月《さんがつ》、熱病《ねつびょう》を煩《わずろ》うて幸《さいわ》いに全《ぜん》快《かい》に及《およ》んだが、病中《びょうちゅう》は括枕《くくりまくら》で、座蒲団《ざぶとん》か何《なに》かを括《くく》って枕《まくら》にしていたが、追々元《おいおいもと》の体《からだ》に回復《かいふく》して来《き》たところで、ただの枕《まくら》をしてみたいと思《おも》い、その時《とき》に私《わたし》は中津《なかつ》の倉屋敷《くらやしき》に兄《あに》と同居《どうきょ》していたので、兄《あに》の家来《けらい》が一人《ひとり》あるその家来《けらい》に、ただの枕《まくら》をしてみたいから持《も》って来《こ》いと言《い》ったが、枕《まくら》がない、どんなに捜《さが》してもないと言《い》うので、不図《ふと》思《おも》い付《つ》いた。これまで倉屋敷《くらやしき》に一年《いちねん》ばかり居《い》たが、ついぞ枕《まくら》をしたことがない、というのは、時《とき》は何時《なんどき》でも構《かま》わぬ、殆《ほと》んど昼夜《ちゅうや》の区別《くべつ》はない、日《ひ》が暮《く》れたからといって寝《ね》ようとも思《おも》わず、頻《しき》りに書《しょ》を読《よ》んでいる。読書《どくしょ》に草臥《くたび》れ眠《ねむ》くなって来《く》れば、机《つくえ》の上《うえ》に突《つ》っ臥《ぷ》して眠《ねむ》るか、あるいは床《とこ》の間《ま》の床側《とこぶち》を枕《まくら》にして眠《ねむ》るか、ついぞ本当《ほんとう》に蒲団《ふとん》を敷《し》いて夜具《やぐ》を掛《か》けて枕《まくら》をして寝《ね》るなどということは、ただの一度《いちど》もしたことがない。その時《とき》に初《はじ》めて自分《じぶん》で気《き》が付《つ》いて「なるほど枕《まくら》はない筈《はず》だ、これまで枕《まくら》をして寝《ね》たことがなかったから」と初《はじ》めて気《き》が付《つ》きました。これでも大抵《たいてい》趣《おもむき》がわかりましょう。

問1

ひらがなやカタカナを並べ替えて、**正しい言葉**にしましょう。

① こ う ひ き

② ガ ク タ ワ

③ ギ ロ オ コ

④ す ぐ い り

⑤ の は な な

⑥ レ ー プ ク

⑦ ボ ア ド カ

⑧ い ま け た

⑨ づ ま な い

⑩ ふ ゆ ど う

問2 ひらがなやカタカナを並べ替えて、**正しい言葉**にしましょう。

① ぐ つ か わ

② ム レ ツ オ

③ り か ば し

④ ち ょ う て

⑤ こ ぶ ら ん

⑥ て う ん い

⑦ つ さ ん ぱ

⑧ う ぶ ど つ

⑨ い う て ぼ

⑩ ク ッ ト ラ

解答は162ページ

 所要時間　分　秒

次の文章を声に出して、できるだけ速く2回読みましょう。

徒然草《つれづれくさ》

吉田兼好《よしだけんこう》

序段《じょだん》

つれ〴〵《づれ》なるまゝ《ま》に、日《ひ》くらし、硯《すずり》にむかひ《い》て、心《こころ》に移《うつ》りゆくよしなし事《ごと》を、そこはかとなく書《か》きつくれば、あやしう《しゅう》こそものぐるほ《お》しけれ。

第五十二段《だいごじゅうにだん》

仁和寺《にんなじ》にある法師《ほうし》、年寄《としよ》るまで石清水《いわしみず》を拝《おが》まざりければ、心《こころ》うく覚《おぼ》えて、ある時《とき》思《おも》ひ《い》立《た》ちて、たゞ《だ》ひとり、徒歩《かち》より詣《もう》でけり。極楽寺《ごくらくじ》・高良《こうら》などを拝《おが》みて、かばかりと心得《こころえ》て帰《かえ》りにけり。

さて、かたへ《え》の人《ひと》にあひ《い》て、「年比《としごろ》思《おも》ひ《い》つること、果《はた》し侍《はんべ》りぬ。聞《き》きしにも過《す》ぎて尊《とうと》くこそおは《わ》しけれ。そも、参《まい》りたる人《ひと》ごとに山《やま》へ登《のぼ》りしは、何事《なにごと》かありけん、ゆかしかりしかど、神《かみ》へ参《まい》るこそ本意《ほんい》なれと思《おも》ひ《い》て、山《やま》までは見《み》ず」とぞ言《い》ひ《い》ける。

少《すこ》しのことにも、先達《せんだつ》はあらまほしき事《こと》なり。

問1

左にある20字を下の表から見つけて、**「影」**までつなげましょう。

異	飲
意	羽
遺	雨
緯	運
域	雲
逸	永
芋	泳
印	英
員	営
院	影

泳	歌	映	煙	佐	申	凹	凸	汚	王
英	隠	裏	押	往	復	桜	暖	下	翁
異	意	右	温	価	犬	可	官	観	火
唄	遺	淫	宇	怪	子	差	寒	岡	横
浦	緯	営	栄	艶	作	砂	漠	屋	乙
音	鋭	飲	詠	助	遠	鬼	野	日	女
恩	衛	羽	運	駅	役	悦	円	炎	宴
狩	課	栄	雨	雲	院	員	印	域	芋
仮	雁	区	液	益	越	園	沿	恨	永
鉛	加	化	縁	袋	上	梅	冷	援	逸
									影

問2

左にある20字を下の表から見つけて、**「医」**までつなげましょう。

嵐	依
安	哀
案	挨
暗	愛
以	曖
衣	悪
位	握
亜	圧
威	扱
医	宛

亜	安	委	為	恐	異	胃	亥	意	射
阿	悪	吾	得	雨	江	絵	御	尾	科
可	衣	位	案	嵐	木	気	毛	子	古
来	機	帰	記	哀	孤	個	戸	都	十
語	後	五	期	挨	句	区	家	他	名
田	菜	奈	二	曖	愛	握	似	抜	根
野	多	太	葉	歯	派	圧	刃	波	羽
間	末	身	見	実	無	扱	宛	目	面
等	理	留	礼	炉	呂	路	暗	以	依
輪	射	烏	柄	男	可	価	課	火	威
									医

解答は162ページ

所要時間　分　秒

次の文章を声に出して、できるだけ速く2回読みましょう。

小《ちい》さき者《もの》へ

有島武郎《ありしまたけお》

お前《まえ》たちが大《おお》きくなって、一人前《いちにんまえ》の人間《にんげん》に育《そだ》ち上《あが》った時《とき》、――その時《とき》までお前《まえ》たちのパパは生《い》きているかいないか、それは分《わか》らない事《こと》だが――父《ちち》の書《か》き残《のこ》したものを繰拡《くりひろ》げて見《み》る機会《きかい》があるだろうと思《おも》う。その時《とき》この小《ちい》さな書《か》き物《もの》もお前《まえ》たちの目《め》の前《まえ》に現《あら》われ出《で》るだろう。時《とき》はどんどん移《うつ》って行《い》く。お前《まえ》たちの父《ちち》なる私《わたし》がその時《とき》お前《まえ》たちにどう映《うつ》るか、それは想像《そうぞう》も出来《でき》ない事《こと》だ。恐《おそ》らく私《わたし》が今《いま》ここで、過《す》ぎ去《さ》ろうとする時代《じだい》を嗤《わら》い憐《あわ》れんでいるように、お前《まえ》たちも私《わたし》の古臭《ふるくさ》い心《こころ》持《もち》を嗤《わら》い憐《あわ》れむのかも知《し》れない。私《わたし》はお前《まえ》たちの為《た》めにそうあらん事《こと》を祈《いの》っている。お前《まえ》たちは遠慮《えんりょ》なく私《わたし》を踏台《ふみだい》にして、高《たか》い遠《とお》い所《ところ》に私《わたし》を乗《の》り越《こ》えて進《すす》まなければ間違《まちが》っているのだ。然《しか》しながらお前《まえ》たちをどんなに深《ふか》く愛《あい》したものがこの世《よ》にいるか、或《ある》いはいたかという事実《じじつ》は、永久《えいきゅう》にお前《まえ》たちに必要《ひつよう》なものだと私《わたし》は思《おも》うのだ。お前《まえ》たちがこの書《か》き物《もの》を読《よ》んで、私《わたし》の思想《しそう》の未《み》熟《じゅく》で頑固《がんこ》なのを嗤《わら》う間《あいだ》にも、私《わたし》たちの愛《あい》はお前《まえ》たちを暖《あたた》め、慰《なぐさ》め、励《はげ》まし、人生《じんせい》の可能性《かのうせい》をお前《まえ》たちの心《こころ》に味覚《みかく》させずにおかないと私《わたし》は思《おも》っている。だからこの書《か》き物《もの》を私《わたし》はお前《まえ》たちにあてて書《か》く。

問1

熟語や四字熟語になる漢字をたどりましょう。
また、一度も使わなかった漢字を組み合わせて熟語をつくりましょう。

（例）

科 →	学 →	問 ↓
光	月	題 ↓
理	← 料	← 材

使わなかった文字

月	光

↓

四	歌	唱	和	平
面	楚	古	心	安
児	育	体	身	株
童	名	前	回	送
話	題	言	撤	料

使わなかった文字

問2

熟語や四字熟語になる漢字をたどりましょう。
また、一度も使わなかった漢字を組み合わせて熟語をつくりましょう。

（例）

→ 科 →	学 →	問 ↓
光	月	題 ↓
理 ←	料 ←	材

使わなかった文字

月	光

→ 急	激	内	部	品
球	流	域	体	物
友	級	言	格	野
達	学	語	月	間
人	前	後	日	隙

使わなかった文字

解答は163ページ

次の文章を声に出して、できるだけ速く2回読みましょう。

百人一首《ひゃくにんいっしゅ》

秋《あき》の田《た》のかりほ《お》の庵《いお》の苫《とま》をあらみ
わが衣手《ころもで》は露《つゆ》にぬれつつ
天智天皇《てんちてんのう》

春過《はるす》ぎて夏来《なつき》にけらし白妙《しろたえ》の
衣《ころも》干《ほ》すてふ《ちょう》天《あま》の香具山《かぐやま》
持統天皇《じとうてんのう》

田子《たご》の浦《うら》にうち出《い》でてみれば
白妙《しろたえ》の富士《ふじ》の高嶺《たかね》に雪《ゆき》は降《ふ》りつつ
山部赤人《やまべのあかひと》

天《あま》の原《はら》ふりさけ見《み》れば春日《かすが》なる
三笠《みかさ》の山《やま》に出《い》でし月《つき》かも
安倍仲麿《あべのなかまろ》

花《はな》の色《いろ》はうつりにけりないたづらに
わが身世《みよ》にふるながめせしまに

小野小町《おののこまち》

ちはやぶる神代《かみよ》も聞《き》かず竜田川《たつたがわ》
からくれなゐ《い》に水《みず》くくるとは

在原業平朝臣《ありわらのなりひらあそん》

ひさかたの光《ひかり》のどけき春《はる》の日《ひ》に
しづ心《こころ》なく花《はな》の散《ち》るらむ《ん》

紀友則《きのとものり》

忍《しの》ぶれど色《いろ》に出《い》でにけりわが恋《こい》は
ものや思《おも》ふ《う》と人《ひと》の問《と》ふ《う》まで

平兼盛《たいらのかねもり》

いにしへ《え》の奈良《なら》の都《みやこ》の八重《やえ》桜《ざくら》
けふ《きょう》九重《ここのえ》ににほ《お》ひ《い》ぬるかな

伊勢大輔《いせのたいふ》

瀬《せ》をはやみ岩《いわ》にせかるる滝川《たきがわ》の
われても末《すえ》に逢《あ》は《わ》む《ん》とぞ思《おも》ふ《う》

崇徳院《すとくいん》

所要時間　分　秒

問1

ひらがなやカタカナを並べ替えて、**正しい言葉**にしましょう。

① そ　や　ば　き

② か　ん　よ　う

③ ケ　ッ　ロ　コ

④ ち　ゃ　ぎ　む

⑤ オ　ン　ル　ガ

⑥ ダ　ル　ン　サ

⑦ し　い　お　ろ

⑧ く　た　ん　で

⑨ ま　だ　ん　け

⑩ ふ　は　だ　な

問2 ひらがなやカタカナを並べ替えて、**正しい言葉**にしましょう。

①　う　が　っ　こ

②　い　っ　こ　か

③　う　け　ん　ぽ

④　き　ょ　せ　ん

⑤　こ　う　げ　ん

⑥　つ　め　ゆ　は

⑦　が　う　ん　と

⑧　ぶ　ん　と　ざ

⑨　く　ば　し　ょ

⑩　ず　き　う　ま

解答は163ページ

次の文章を声に出して、できるだけ速く2回読みましょう。

歌行燈《うたあんどん》

泉鏡花《いずみきょうか》

宮重大根《みやしげだいこん》のふとしく立《た》てし宮柱《みやばしら》は、ふろふきの熱田《あつた》の神《かみ》のみそなわす、七里《しちり》のわたし浪《なみ》ゆたかにして、来《らい》往《おう》の渡船難《とせんなん》なく桑名《くわな》につきたる悦《よろこ》びのあまり……と口誦《くちずさ》むように独言《ひとりごと》の、膝栗毛五編《ひざくりげごへん》の上《じょう》の読初《よみはじ》め、霜月十日《しもつきとおか》あまりの初夜《しょや》。中空《なかぞら》は冴切《さえき》って、星《ほし》が水垢離《みずごり》取《と》りそうな月明《つきあかり》に、踏切《ふみきり》の桟橋《さんばし》を渡《わた》る影高《かげたか》く、灯《ともしび》ちらちらと目《め》の下《した》に、遠近《おちこち》の樹立《こだち》の骨《ほね》ばかりなのを視《なが》めながら、桑名《くわな》の停車場《ステエション》へ下《お》りた旅客《りょかく》がある。

月《つき》の影《かげ》には相応《ふさわ》しい、真黒《まっくろ》な外套《がいとう》の、痩《や》せた身体《からだ》に些《ち》と広過《ひろす》ぎるを緩《ゆる》く着《き》て、焦茶色《こげちゃいろ》の中折帽《なかおれぼう》、真新《まあたら》しいはさて可《い》いが、馴《な》れない天窓《あたま》に山《やま》を立《た》てて、鍔《つば》をしっくりと耳《みみ》へ被《かぶ》さるばかり深《ふか》く嵌《は》めた、あまつさえ、風《かぜ》に取《と》られまいための留紐《とめひも》を、ぶらりと皺《しな》びた頬《ほお》へ下《さ》げた工合《ぐあい》が、時世《ときよ》なれば、道中《どうちゅう》、笠《かさ》も載《の》せられず、と断念《あきら》めた風《ふう》に見《み》える。年配《ねんぱい》六十《ろくじゅう》二《に》、三《さん》の、気《き》ばかり若《わか》い弥次郎兵衛《やじろべえ》。

問1 左にある20字を下の表から見つけて、**「共」**までつなげましょう。

丘	急
吉	級
却	救
客	球
弓	給
菊	牛
吸	巨
求	居
究	許
泣	共

菊	喫	業	懸	君	訓	薫	軍	群	歩
究	詰	曲	菌	欠	必	串	勤	銀	郡
牛	脚	凝	極	近	偶	錦	王	兄	形
巨	逆	九	久	及	苦	係	掲	警	渓
居	客	泣	急	休	臼	計	軽	継	芸
叫	狂	供	救	球	宮	啓	思	鶏	城
筆	区	挟	恐	給	嗅	賭	想	重	傾
掘	書	努	胸	許	去	挙	距	魚	御
型	空	遠	強	弓	丘	吉	却	吸	京
系	駆	金	教	郷	境	橋	競	求	級
									共

問2

左にある20字を下の表から見つけて、「**閣**」までつなげましょう。

快	械
芽	塊
賀	劾
介	崖
灰	街
画	概
戒	拡
海	革
界	殻
皆	閣

画	賀	灰	戒	解	学	額	且	悪	覚
郭	貝	角	皆	壊	竹	楽	掛	割	観
欠	丈	潰	塊	開	悔	岳	勝	官	目
願	召	改	崖	概	革	会	克	顔	危
岐	希	戒	怪	回	殻	芽	歌	机	気
禁	奇	忌	既	懸	瓦	介	雅	勘	賭
起	植	飢	鬼	駆	我	快	海	外	関
帰	元	基	寄	規	眼	階	界	蓋	隔
棋	幾	識	揮	尊	則	角	械	劾	街
技	輝	器	畑	貴	喜	書	格	獲	拡
									閣

解答は164ページ

所要時間　　分　　秒

次の文章を声に出して、できるだけ速く2回読みましょう。

夫婦善哉《めおとぜんざい》

織田作之助《おださくのすけ》

柳吉《りゅうきち》は「どや、なんぞ、う、う、うまいもん食《く》いに行《い》こか」と蝶子《ちょうこ》を誘《さそ》った。法善寺境内《ほうぜんじけいだい》の「めおとぜんざい」へ行《い》った。道頓堀《どうとんぼり》からの通路《つうろ》と千日前《せんにちまえ》からの通路《つうろ》の角《かど》に当《あた》っているところに古《ふる》びた阿多福人形《おたふくにんぎょう》が据《す》えられ、その前《まえ》に「めおとぜんざい」と書《か》いた赤《あか》い大《おお》提灯《ぢょうちん》がぶら下《さが》っているのを見《み》ると、しみじみと夫婦《ふうふ》で行《い》く店《みせ》らしかった。おまけに、ぜんざいを註文《ちゅうもん》すると、女夫《めおと》の意味《いみ》で一人《ひとり》に二杯《にはい》ずつ持《も》って来《き》た。碁盤《ごばん》の目《め》の敷畳《しきだたみ》に腰《こし》をかけ、スウスウと高《たか》い音《おと》を立《た》てて啜《すす》りながら柳吉《りゅうきち》は言《い》った。「こ、こ、ここの善哉《ぜんざい》はなんで、二《に》、二《に》、二杯《にはい》ずつ持《も》って来《き》よるか知《し》ってるか、知《し》らんやろ。こら昔何《むかしなん》とか大夫《たゆう》ちゅう浄瑠璃《じょうるり》のお師匠《ししょう》はんが開《ひら》いた店《みせ》でな、一杯山盛《いっぱいやまも》りにするより、ちょっとずつ二杯《にはい》にする方《ほう》が沢山《ぎょうさん》はいってるように見《み》えるやろ、そこをうまいこと考《かんが》えよったのや」蝶子《ちょうこ》は「一人《ひとり》より女夫《めおと》の方《ほう》が良《え》えいうことでっしゃろ」ぽんと襟《えり》を突《つ》き上《あ》げると肩《かた》が大《おお》きく揺《ゆ》れた。蝶子《ちょうこ》はめっきり肥《こ》えて、そこの座蒲団《ざぶとん》が尻《しり》にかくれるくらいであった。

問1 漢字の式が成り立つように、□から選んで書き入れましょう。

待	草	欠	陽	十	圭	代
于	麟	伝	凭	漫	弓	買
戈	採	亘	行	払	侍	菜
寺	懐	仮	土	定	賃	

（例）（ 間 － 日 ）＋（ 耶 － 阝 ）＝ 聞

①（ 飲 － □ ）＋（ □ － 亻 ）＝ 飯

②（ 鮭 － □ ）＋（ □ － 氵 ）＝ 鰻

③（□－鹿）＋（□－昜）＝隣

④（□－早）＋（□－扌）＝□

⑤（宇－□）＋（走－□）＝□

⑥（□－云）＋（□－ノ）＝□

⑦（□－罒）＋（□－几）＝□

⑧（□－亍）＋（□－亻）＝□

⑨（持－□）＋（弘－□）＝□

⑩（壊－□）＋（恒－□）＝□

解答は164ページ

次の文章を声に出して、できるだけ速く2回読みましょう。

春《しゅん》琴《きん》抄《しょう》

谷崎《たにざき》潤一郎《じゅんいちろう》

春琴《しゅんきん》の顔《かお》のありかと思《おも》われる仄白《ほのじろ》い円光《えんこう》の射《さ》して来《く》る方《ほう》へ盲《し》いた眼《め》を向《む》けるとよくも決心《けっしん》してくれました嬉《うれ》しゅう思《おも》うぞえ、私《わたし》は誰《だれ》の恨《うら》みを受《う》けてこのような目《め》に遭《お》うたのか知《し》れぬがほんとうの心《こころ》を打《う》ち明《あ》けるなら今《いま》の姿《すがた》を外《ほか》の人《ひと》には見《み》られてもお前《まえ》にだけは見《み》られとうないそれをようこそ察《さっ》してくれました。あ、あり難《がと》うござり升《ます》そのお言葉《ことば》を伺《うかが》いました嬉《うれ》しさは両眼《りょうめ》を失《うしの》うたぐらいには換《か》えられませぬお師匠様《ししょうさま》や私《わたし》を悲嘆《ひたん》に暮《く》れさせ不仕合《ふしあ》わせな目《め》に遭《あ》わせようとした奴《やつ》は何処《どこ》の何者《なにもの》か存《ぞん》じませぬがお師匠様《ししょうさま》のお顔《かお》を変《か》えて私《わたし》を困《こま》らしてやると云《い》うなら私《わたし》はそれを見《み》ないばかりでござり升《ます》私《わたし》さえ目《め》しいになりましたらお師匠様《ししょうさま》の御災難《ごさいなん》は無《な》かったのも同然《どうぜん》、折角《せっかく》の悪企《わるだく》みも水《みず》の泡《あわ》になり定《さだ》めし其奴《そやつ》は案《あん》に相違《そうい》していることでござりましょうほんに私《わたくし》は不仕合《ふしあ》わせどころかこの上《うえ》もなく仕合《しあ》わせでござり升《ます》卑怯《ひきょう》な奴《やつ》の裏《うら》を掻《か》き鼻《はな》をあかしてやったかと思《おも》えば胸《むね》がすくようでござり升《ます》佐助《さすけ》もう何《なん》も云《い》やんなと盲人《もうじん》の師弟相擁《していあいよう》して泣《な》いた。

問1

ひらがなやカタカナを並べ替えて、**正しい言葉**にしましょう。

①　キ　ッ　プ　ス

②　た　な　ば　は

③　イ　ム　チ　ャ

④　ご　か　ほ　う

⑤　う　し　ん　ご

⑥　か　わ　ぎ　さ

⑦　お　と　え　ぼ

⑧　ば　そ　か　け

⑨　ナ　カ　タ　カ

⑩　ら　が　な　ひ

問2 ひらがなやカタカナを並べ替えて、**正しい言葉**にしましょう。

①	ぎ	し	ょ	う
②	プ	ル	ス	ア
③	オ	カ	ラ	ケ
④	ひ	お	め	り
⑤	し	こ	ひ	ぼ
⑥	ろ	は	も	ご
⑦	う	ん	り	ふ
⑧	チ	バ	ミ	ツ
⑨	メ	ガ	ニ	ワ
⑩	ニ	ガ	リ	ザ

解答は165ページ

 所要時間　　分　　秒

次の文章を声に出して、できるだけ速く2回読みましょう。

レモン哀歌《あいか》

高村《たかむら》光《こう》太郎《たろう》

そんなにもあなたはレモンを待《ま》つ《っ》てゐ《い》た
かなしく白《しろ》くあかるい死《し》の床《とこ》で
わたしの手《て》からとつ《っ》た一《ひと》つのレモンを
あなたのきれいな歯《は》ががりりと噛《か》んだ
トパアズいろの香気《こうき》が立《た》つ
その数滴《すうてき》の天《てん》のものなるレモンの汁《しる》は
ぱつ《っ》とあなたの意識《いしき》を正常《せいじょう》にした
あなたの青《あお》く澄《す》んだ眼《め》がかすかに笑《わら》ふ《う》
わたしの手《て》を握《にぎ》るあなたの力《ちから》の健康《けんこう》さよ

あなたの咽喉《のど》に嵐《あらし》はあるが
か《こ》ういふ《う》命《いのち》の瀬戸《せと》ぎは《わ》に
智恵子《ちえこ》はもとの智恵子《ちえこ》となり
生涯《しょうがい》の愛《あい》を一瞬《いっしゅん》にかたむけた
それからひと時《とき》
昔《むかし》山巓《さんてん》でしたや《よ》うな深呼吸《しんこきゅう》を一《ひと》つして
あなたの機関《きかん》はそれなり止《と》まつ《っ》た
写真《しゃしん》の前《まえ》に挿《さ》した桜《さくら》の花《はな》かげに
すずしく光《ひか》るレモンを今日《きょう》も置《お》か《こ》う

所要時間　　分　　秒

問 1

左にある20字を下の表から見つけて、**「策」**までつなげましょう。

告	座
谷	才
刻	菜
国	裁
穀	催
今	在
昆	材
左	財
砂	削
鎖	策

削	財	砂	鎖	告	混	察	数	支	仕
込	困	恨	根	菜	後	紙	雑	酸	氏
子	対	雪	彩	催	紺	太	雨	乱	反
市	四	散	祭	在	魂	沙	栽	再	妻
革	屋	算	細	刻	材	国	今	左	座
到	田	賛	債	歳	埼	崎	作	昨	才
姉	初	矢	五	性	誌	警	傘	咲	裁
脂	紫	妹	川	至	使	私	始	冊	谷
波	視	油	兄	師	指	弟	思	札	穀
歯	示	次	耳	試	詩	資	聴	刷	昆
									策

問 2 左にある20字を下の表から見つけて、**「原」**までつなげましょう。

犬	圏
件	検
券	献
研	賢
県	憲
倹	謙
幻	兼
剣	玄
軒	限
健	原

犬	玄	大	固	工	光	向	学	高	古
元	軒	険	結	御	公	乙	熱	小	粗
言	剣	研	傑	庫	五	匠	好	攻	抗
表	現	限	月	狐	個	互	呉	巧	拾
虎	減	謙	見	建	桁	激	又	後	碁
枯	源	健	券	県	倹	穴	隙	劇	撃
湖	厳	己	拳	嫌	兼	件	圏	検	献
口	前	将	弧	絹	権	眉	鍵	繭	憲
功	暑	低	校	幸	阿	広	難	顕	賢
呼	荒	港	中	厚	行	考	甲	鯨	幻
									原

解答は165ページ

●次の文章を声に出して、できるだけ速く2回読みましょう。

山月《さんげつ》記《き》

中島《なかじま》敦《あつし》

人生《じんせい》は何事《なにごと》をも為《な》さぬには余《あま》りに長《なが》いが、何事《なにごと》かを為《な》すには余《あま》りに短《みじか》いなどと口先《くちさき》ばかりの警句《けいく》を弄《ろう》しながら、事実《じじつ》は、才能《さいのう》の不足《ふそく》を暴露《ばくろ》するかも知《し》れないとの卑怯《ひきょう》な危惧《きぐ》と、刻苦《こっく》を厭《いと》う怠惰《たいだ》とが己《おれ》の凡《すべ》てだったのだ。己《おれ》よりも遥《はる》かに乏《とぼ》しい才能《さいのう》でありながら、それを専一《せんいつ》に磨《みが》いたがために、堂々《どうどう》たる詩家《しか》となった者《もの》が幾《いく》らでもいるのだ。虎《とら》と成《な》り果《は》てた今《いま》、己《おれ》は漸《ようや》くそれに気《き》が付《つ》いた。それを思《おも》うと、己《おれ》は今《いま》も胸《むね》を灼《や》かれるような悔《くい》を感《かん》じる。己《おれ》には最早《もはや》人間《にんげん》としての生活《せいかつ》は出来《でき》ない。たとえ、今《いま》、己《おれ》が頭《あたま》の中《なか》で、どんな優《すぐ》れた詩《し》を作《つく》ったにしたところで、どういう手段《しゅだん》で発表《はっぴょう》できよう。まして、己《おれ》の頭《あたま》は日毎《ひごと》に虎《とら》に近《ちか》づいて行《い》く。どうすればいいのだ。己《おれ》の空費《くうひ》された過去《かこ》は？　己《おれ》は堪《たま》らなくなる。そういう時《とき》、己《おれ》は、向《むこ》うの山《やま》の頂《いただき》の巌《いわ》に上《のぼ》り、空谷《くうこく》に向《むか》って吼《ほ》える。この胸《むね》を灼《や》く悲《かな》しみを誰《だれ》かに訴《うった》えたいのだ。己《おれ》は昨夕《ゆうべ》も、彼処《あそこ》で月《つき》に向《むか》って咆《ほ》えた。誰《だれ》かにこの苦《くる》しみが分《わか》って貰《もら》えないかと。しかし、獣《けもの》どもは己《おれ》の声《こえ》を聞《き》いて、唯《ただ》、懼《おそ》れ、ひれ伏《ふ》すばかり。山《やま》も樹《き》も月《つき》も露《つゆ》も、一匹《いっぴき》の虎《とら》が怒《いか》り狂《くる》って、哮《たけ》っているとしか考《かんが》えない。天《てん》に躍《おど》り地《ち》に伏《ふ》して嘆《なげ》いても、誰《だれ》一人《ひとり》己《おれ》の気持《きもち》を分《わか》ってくれる者《もの》はない。ちょうど、人《にん》間《げん》だった頃《ころ》、己《おれ》の傷《きず》つき易《やす》い内心《ないしん》を誰《だれ》も理解《りかい》してくれなかったように。己《おれ》の毛皮《けがわ》の濡《ぬ》れたのは、夜露《よつゆ》のためばかりではない。

問1

熟語や四字熟語になる漢字をたどりましょう。
また、一度も使わなかった漢字を組み合わせて熟語をつくりましょう。

（例）

科	学	問
光	月	題
理	料	材

使わなかった文字

月	光

蛇	確	正	外	観
足	理	科	海	測
元	義	目	雲	定
気	字	算	層	食
分	数	段	階	事

使わなかった文字

問 2

熟語や四字熟語になる漢字をたどりましょう。
また、一度も使わなかった漢字を組み合わせて熟語をつくりましょう。

（例）

→ 科 →	学 →	問 ↓
光	月	題 ↓
理	← 料	← 材

使わなかった文字

月	光

→

読	書	和	意	見
板	棚	合	同	地
前	転	会	戸	下
立	倒	面	口	算
案	内	側	語	学

使わなかった文字

解答は165ページ

所要時間　分　秒

次の文章を声に出して、できるだけ速く2回読みましょう。

疣《いぼ》

新美南吉《にいみなんきち》

「どかアん。」

と杉作《すぎさく》がとつぜんどなりました。

また、とびかと思《おも》って、松吉《まつきち》はみまわしましたが、それらしいものはどこにもみあたりません。枯《か》れた桑畑《くわばたけ》の向《む》こうに、まっかな太陽《たいよう》がいましずんでいくところでした。

「何《なに》が、おるでえ。」

と、松吉《まつきち》は杉作《すぎさく》にききました。

「何《なに》も、おやしんけど、ただ、大砲《たいほう》をうってみただけ。」

と杉作《すぎさく》はいいました。

松吉《まつきち》は弟《おとうと》の気《き》持《も》ちが、手《て》にとるようによくわかりました。

弟《おとうと》もじぶんのようにさびしいのです。

そこで松吉《まつきち》も、

「どかアん。」

といっぱつ大砲《たいほう》をうちました。

すると松吉《まつきち》は、こんな気《き》がしました。――きょうのように人《ひと》にすっぽかされるということは、これからさきいくらでもあるにちがいない。おれたちは、そんな悲《かな》しみになんべんあおうと、平気《へいき》な顔《かお》で通《とお》りこしていけばいいんだ。

「どかアん。」

とまた杉作《すぎさく》がうちました。

「どかアん。」

と松吉《まつきち》はそれに応《おう》じました。

二人《ふたり》は、どかんどかんと大砲《たいほう》をぶっぱなしながら、だんだん心《こころ》をあかるくして、家《いえ》の方《ほう》へ帰《かえ》っていきました。

問 漢字の式が成り立つように、□から選んで書き入れましょう。

広	伝	木	沙	反	砕	砂
利	田	一	痕	兵	功	刈
宜	防	私	助	坊	亅	場
十	頭	掘	曲	雲	屈	

（例）（ 間 － 日 ）＋（ 耶 － 阝 ）＝ 聞

①（ □ － 疒 ）＋（ 阪 － □ ）＝ 限

②（ 本 － □ ）＋（ □ － ム ）＝ 床

③（ 梅 − □ ）＋（ 浜 − □ ）＝ 海

④（ □ − 氵 ）＋（ □ − 卆 ）＝ □

⑤（ 雷 − □ ）＋（ □ − 亻 ）＝ □

⑥（ □ − 工 ）＋（ □ − 宀 ）＝ □

⑦（ □ − ム ）＋（ □ − メ ）＝ □

⑧（ □ − 阝 ）＋（ □ − 昜 ）＝ □

⑨（ 頂 − □ ）＋（ 豊 − □ ）＝ □

⑩（ □ − 扌 ）＋（ □ − 十 ）＝ □

解答は166ページ

所要時間　　分　　秒

次の文章を声に出して、できるだけ速く2回読みましょう。

堕落論《だらくろん》

坂口安吾《さかぐちあんご》

人間《にんげん》。戦争《せんそう》がどんなすさまじい破壊《はかい》と運命《うんめい》をもって向《むか》うにしても人間自体《にんげんじたい》をどう為《な》しうるものでもない。戦争《せんそう》は終《おわ》った。特攻隊《とっこうたい》の勇士《ゆうし》はすでに闇屋《やみや》となり、未亡人《みぼうじん》はすでに新《あら》たな面《おも》影《かげ》によって胸《むね》をふくらませているではないか。人間《にんげん》は変《かわ》りはしない。ただ人間《にんげん》へ戻《もど》ってきたのだ。人間《にんげん》は堕落《だらく》する。義士《ぎし》も聖女《せいじょ》も堕落《だらく》する。それを防《ふせ》ぐことはできないし、防《ふせ》ぐことによって人《ひと》を救《すく》うことはできない。人間《にんげん》は生《い》き、人間《にんげん》は堕《お》ちる。そのこと以外《いがい》の中《なか》に人間《にんげん》を救《すく》う便利《べんり》な近道《ちかみち》はない。戦争《せんそう》に負《ま》けたから堕《お》ちるのではないのだ。人間《にんげん》だから堕《お》ちるのであり、生《い》きているから堕《お》ちるだけだ。だが人間《にんげん》は永遠《えいえん》に堕《お》ちぬくことはできないだろう。なぜなら人間《にんげん》の心《こころ》は苦難《くなん》に対《たい》して鋼鉄《こうてつ》の如《ごと》くでは有《あ》り得《え》ない。人間《にんげん》は可憐《かれん》であり脆弱《ぜいじゃく》であり、それ故《ゆえ》愚《おろ》かなものであるが、堕《お》ちぬくためには弱《よわ》すぎる。人間《にんげん》は結局《けっきょく》処女《しょじょ》を刺殺《しさつ》せずにはいられず、武士道《ぶしどう》をあみださずにはいられず、天皇《てんのう》を担《かつ》ぎださずにはいられなくなるであろう。だが他人《たにん》の処女《しょじょ》でなしに自分自身《じぶんじしん》の処女《しょじょ》を刺殺《しさつ》し、自分自身《じぶんじしん》の武士道《ぶしどう》、自分自身《じぶんじしん》の天皇《てんのう》をあみだすためには、人《ひと》は正《ただ》しく堕《お》ちる道《みち》を堕《お》ちきることが必要《ひつよう》なのだ。そして人《ひと》の如《ごと》くに日本《にほん》も亦《また》堕《お》ちることが必要《ひつよう》であろう。堕《お》ちる道《みち》を堕《お》ちきることによって、自分自身《じぶんじしん》を発見《はっけん》し、救《すく》わなければならない。政治《せいじ》による救《すく》いなどは上皮《うわがわ》だけの愚《ぐ》にもつかない物《もの》である。

問1 ひらがなやカタカナを並べ替えて、**正しい言葉**にしましょう。

① う　ほ　き　せ

② カ　プ　パ　リ

③ モ　コ　リ　ウ

④ チ　ュ　シ　ー

⑤ ス　テ　カ　ラ

⑥ め　あ　た　わ

⑦ て　し　ゃ　き

⑧ ソ　コ　ン　パ

⑨ び　ふ　く　き

⑩ う　は　り　つ

問2 ひらがなやカタカナを並べ替えて、**正しい言葉**にしましょう。

① け　ね　み　こ

② ゆ　や　ま　り

③ ん　ざ　い　ぜ

④ う　と　て　っ

⑤ そ　じ　う　き

⑥ き　ん　は　せ

⑦ め　ご　ち　も

⑧ ず　か　こ　の

⑨ め　り　ひ　く

⑩ り　そ　で　ふ

解答は166ページ

▼121ページ

ぐ つ か わ
① かわぐつ

ム レ ツ オ
② オムレツ

り か ば し
③ しばかり

ち ょ う て
④ てちょう

こ ぶ ら ん
⑤ ぶらんこ

て う ん い
⑥ うんてい

つ さ ん ぱ
⑦ さんぱつ

う ぶ ど つ
⑧ どうぶつ

い う て ぼ
⑨ ていぼう

ク ッ ト ラ
⑩ トラック

▼120ページ

こ う ひ き
① ひこうき

ガ ク タ ワ
② クワガタ

ギ ロ オ コ
③ コオロギ

す ぐ い り
④ いぐすり

の は な な
⑤ なのはな

レ ー プ ク
⑥ クレープ

ボ ア ド カ
⑦ アボカド

い ま け た
⑧ まいたけ

づ ま な い
⑨ いなづま

ふ ゆ ど う
⑩ ゆどうふ

▼125ページ

亜	**安**	委	為	恐	異	胃	亥	意	射
阿	**悪**	吾	得	雨	江	絵	御	尾	科
可	**衣**	**位**	**案**	**嵐**	木	気	毛	子	古
来	機	帰	記	**哀**	孤	個	戸	都	十
語	後	五	期	**挨**	句	区	家	他	名
田	菜	奈	二	**曖**	**愛**	**握**	似	抜	根
野	多	太	葉	歯	派	**圧**	刃	波	羽
間	未	身	見	実	無	**扱**	**宛**	目	面
等	理	留	礼	炉	呂	路	**暗**	**以**	**依**
輪	射	烏	柄	男	可	価	課	火	**威**
									医

▼124ページ

泳	歌	映	煙	佐	申	凹	凸	汚	王
英	隠	裏	押	往	復	桜	暖	下	翁
異	**意**	右	温	価	犬	可	宮	観	火
唄	**遺**	淫	宇	怪	子	差	寒	岡	横
浦	**緯**	**営**	栄	艶	作	砂	漠	屋	乙
音	鋭	**飲**	詠	助	遠	鬼	野	日	女
恩	衛	**羽**	**運**	駅	役	悦	円	炎	宴
狩	課	栄	**雨**	**雲**	**院**	**員**	**印**	**域**	**芋**
仮	雁	区	液	益	越	園	沿	恨	**永**
鉛	加	化	縁	袋	上	梅	冷	援	**逸**
									影

▼129ページ

急	→	激		内	→	部	→	品
		↓		↑				↓
球		流	→	域		体	←	物
						↓		
友	←	級		言	←	格		野
↓		↑		↓				
達		学	←	語		月	→	間
↓						↑		↓
人	→	前	→	後	→	日		隙

使わなかった文字

野	球

▼128ページ

四		歌	→	唱	→	和	→	平
↓		↑						↓
面	→	楚		古		心	←	安
						↓		
児	←	育	←	体	←	身		株
↓								
童		名	→	前		回	→	送
↓		↑		↓		↑		↓
話	→	題		言	→	撤		料

使わなかった文字

古	株

▼133ページ

うがっこ
① がっこう

いっこか
② こっかい

うけんぽ
③ けんぽう

きょせん
④ せんきょ

こうげん
⑤ げんこう

つめゆは
⑥ はつゆめ

がうんと
⑦ とうがん

ぶんとざ
⑧ ざぶとん

くばしょ
⑨ しょくば

ずきうま
⑩ うずまき

▼132ページ

そやばき
① やきそば

かんよう
② ようかん

ケッロコ
③ コロッケ

ちゃぎむ
④ むぎちゃ

オンルガ
⑤ オルガン

ダルンサ
⑥ サンダル

しいおろ
⑦ おしろい

くたんで
⑧ でんたく

まだんけ
⑨ けんだま

ふはだな
⑩ はなふだ

▼137ページ

画	**賀**	**灰**	**戒**	解	学	額	且	悪	覚
郭	貝	角	**皆**	壊	竹	楽	掛	割	観
欠	丈	潰	**塊**	開	悔	岳	勝	官	目
願	召	改	**崖**	**概**	**革**	会	克	顔	危
岐	希	戒	怪	回	**殻**	**芽**	歌	机	気
禁	奇	忌	既	懸	瓦	**介**	雅	勘	賭
起	植	飢	鬼	駆	我	**快**	**海**	外	関
帰	元	基	寄	規	眼	階	**界**	蓋	隔
棋	幾	識	揮	尊	則	角	**械**	**劾**	**街**
技	輝	器	畑	貴	喜	書	格	獲	**拡**
									閣

▼136ページ

菊	喫	業	懸	君	訓	薫	軍	群	歩
究	詰	曲	菌	欠	必	串	勤	銀	郡
牛	脚	凝	極	近	偶	錦	王	兄	形
巨	逆	九	久	及	苦	係	掲	警	渓
居	**客**	**泣**	**急**	休	臼	計	軽	継	芸
叫	狂	供	**救**	**球**	宮	啓	思	鶏	城
筆	区	挟	恐	**給**	嗅	賭	想	重	傾
掘	書	努	胸	**許**	去	挙	距	魚	御
型	空	遠	強	**弓**	**丘**	**吉**	**却**	**吸**	京
系	駆	金	教	郷	境	橋	競	**求**	**級**
									共

▼140 〜 141ページ

①(飲 − 欠)+(仮 − 亻)= 飯

②(鮭 − 圭)+(漫 − 氵)= 鰻

③(麟 − 鹿)+(陽 − 昜)= 隣

④(草 − 早)+(採 − 扌)= 菜

⑤(宇 − 于)+(走 − 十)= 定

⑥(伝 − 云)+(戈 − ノ)= 代

⑦(買 − 罒)+(凭 − 几)= 賃

⑧(行 − 亍)+(侍 − 亻)= 待

⑨(持 − 寺)+(弘 − 弓)= 払

⑩(壊 − 土)+(恒 − 亘)= 懐

▼145ページ

	ぎ	し	ょ	う
①	し	ょ	う	ぎ
	プ	ル	ス	ア
②	ア	ル	プ	ス
	オ	カ	ラ	ケ
③	カ	ラ	オ	ケ
	ひ	お	め	り
④	お	り	ひ	め
	し	こ	ひ	ぼ
⑤	ひ	こ	ぼ	し
	ろ	は	も	ご
⑥	は	ご	ろ	も
	う	ん	り	ふ
⑦	ふ	う	り	ん
	チ	バ	ミ	ツ
⑧	ミ	ツ	バ	チ
	メ	ガ	ニ	ワ
⑨	ワ	ニ	ガ	メ
	ニ	ガ	リ	ザ
⑩	ザ	リ	ガ	ニ

▼144ページ

	キ	ッ	プ	ス
①	ス	キ	ッ	プ
	た	な	ば	は
②	は	な	た	ば
	イ	ム	チ	ャ
③	チ	ャ	イ	ム
	ご	か	ほ	う
④	ほ	う	か	ご
	う	し	ん	ご
⑤	し	ん	ご	う
	か	わ	ぎ	さ
⑥	わ	か	さ	ぎ
	お	と	え	ぼ
⑦	と	お	ぼ	え
	ば	そ	か	け
⑧	か	け	そ	ば
	ナ	カ	タ	カ
⑨	カ	タ	カ	ナ
	ら	が	な	ひ
⑩	ひ	ら	が	な

▼149ページ

犬	**玄**	大	固	工	光	向	学	高	古
元	**軒**	険	結	御	公	乙	熱	小	粗
言	**剣**	**研**	傑	庫	五	匠	好	攻	抗
表	現	**限**	月	狐	個	互	呉	巧	拾
虎	減	**謙**	見	建	桁	激	又	後	碁
枯	源	**健**	**券**	**県**	**倹**	穴	隙	劇	撃
湖	厳	己	拳	嫌	**兼**	**件**	**圏**	**検**	**献**
口	前	将	弧	絹	権	眉	鍵	繭	**憲**
功	暑	低	校	幸	阿	広	難	顕	**賢**
呼	荒	港	中	厚	行	考	甲	鯨	**幻**
									原

▼148ページ

削	**財**	**砂**	**鎖**	**告**	混	察	数	支	仕
込	困	恨	根	**菜**	後	紙	雑	酸	氏
子	対	雪	彩	**催**	紺	太	雨	乱	反
市	四	散	祭	**在**	魂	沙	栽	再	妻
革	屋	算	細	**刻**	**材**	**国**	**今**	**左**	**座**
到	田	賛	債	歳	埼	崎	作	昨	**才**
姉	初	矢	五	性	誌	警	傘	咲	**裁**
脂	紫	妹	川	至	使	私	始	冊	**谷**
波	視	油	兄	師	指	弟	思	札	**穀**
歯	示	次	耳	試	詩	資	聴	刷	**昆**
									策

▼153ページ

読	書	和	意	見
板	棚	合	同	地
前	転	会	戸	下
立	倒	面	口	算
案	内	側	語	学

使わなかった文字

和	算

▼152ページ

蛇	確	正	外	観
足	理	科	海	測
元	義	目	雲	定
気	字	算	層	食
分	数	段	階	事

使わなかった文字

正	確

▼156～157ページ

①（痕 − 疒）＋（阪 − 反）＝ 限

②（本 − 一）＋（広 − ム）＝ 床

③（梅 − 木）＋（浜 − 兵）＝ 海

④（沙 − 氵）＋（砕 − 卆）＝ 砂

⑤（雷 − 田）＋（伝 − 亻）＝ 雲

⑥（功 − 工）＋（宜 − 宀）＝ 助

⑦（私 − ム）＋（刈 − メ）＝ 利

⑧（防 − 阝）＋（場 − 昜）＝ 坊

⑨（頂 − 丁）＋（豊 − 曲）＝ 頭

⑩（掘 − 扌）＋（十 − 十）＝ 屈

▼161ページ

①	けねみこ	みけねこ
②	ゆやまり	やまゆり
③	んざいぜ	ぜんざい
④	うとてっ	てっとう
⑤	そじうき	そうじき
⑥	きんはせ	せきはん
⑦	めごちも	もちごめ
⑧	ずかこの	かずのこ
⑨	めりひく	ひめくり
⑩	りそでふ	ふりそで

▼160ページ

①	うほきせ	ほうせき
②	カプパリ	パプリカ
③	モコリウ	コウモリ
④	チュシー	シチュー
⑤	ステカラ	カステラ
⑥	めあたわ	わたあめ
⑦	てしゃき	しゃてき
⑧	ソコンパ	パソコン
⑨	びふくき	ふくびき
⑩	うはりつ	はつうり

〔主な参考文献および出典〕

福翁自伝　福沢諭吉……『新訂 福翁自伝』（岩波文庫）
徒然草　吉田兼好……『新訂 徒然草』（岩波文庫）
小さき者へ　有島武郎……『小さき者へ・生れ出ずる悩み』（岩波文庫）
百人一首……『カラー版 百人一首』（角川ソフィア文庫）
歌行燈　泉鏡花……『歌行燈』（岩波文庫）
夫婦善哉　織田作之助……『夫婦善哉 正続 他十二篇』（岩波文庫）
春琴抄　谷崎潤一郎……『春琴抄』（新潮文庫）
レモン哀歌　高村光太郎……『智恵子抄』（新潮文庫）
山月記　中島敦……『山月記・李陵 他九篇』（岩波文庫）
疣　新美南吉……『新編 新美南吉代表作集』（半田市教育委員会）
堕落論　坂口安吾……『堕落論』（新潮文庫）

〔編集付記〕

編集にあたり、次の要領で文字表記の統一を行いました。

＊音読しやすいよう、改行を加えた箇所があります。

＊旧かなづかいを、現代かなづかいにあらためた箇所があります。

＊漢字の旧字体は、新字体にあらためた箇所があります。

＊漢字の読み仮名は、原典のままを現代仮名遣いに改めました。原典に読み仮名の付いていない漢字と繰り返し記号には、前後の文脈から判断し、ふさわしいと考えられる読み仮名を付けました。

なお、作品によっては、差別に関わる不適切な表現や語句がありますが、原作の時代的背景・文化性を考慮し、原文のままとしました。

川島隆太（かわしま・りゅうた）

医学博士。東北大学加齢医学研究所所長。スマート・エイジング学際重点研究センター長。

1959年、千葉県生まれ。東北大学大学院医学研究科修了、スウェーデン王国カロリンスカ研究所、東北大学加齢医学研究所助手、講師、教授を経て、2014年より同研究所所長。

人の脳活動のしくみを研究する「脳機能イメージング」のパイオニアであり、脳機能開発研究の国内第一人者。

ニンテンドーDS用ソフト「脳を鍛える大人のDSトレーニング」シリーズの監修者。学習療法を応用した「脳を鍛える大人のドリル」シリーズ（くもん出版）など著書多数。

脳《のう》の老《ろう》化《か》を防《ふせ》ぐ速《そく》音《おん》読《どく》ノート

2020年 3月 1日 第1刷発行
2020年 8月10日 第2刷発行

著　者／川島《かわしま》 隆太《りゅうた》
発行者／佐藤 靖
発行所／大和《だいわ》書房
東京都文京区関口1-33-4 〒112-0014
電話 03(3203)4511

装幀／ISSHIKI
本文DTP／ISSHIKI
イラスト／大塚たかみつ
編集協力／株式会社エディット

本文印刷／歩プロセス
カバー印刷／歩プロセス
製本所／ナショナル製本

ISBN 978-4-479-78494-4

http://www.daiwashobo.co.jp